サイモン・バロン＝コーエン 著
水野薫・鳥居深雪・岡田智 訳

自閉症スペクトラム入門

Autism and Asperger Syndrome -The Facts
by Simon Baron-Cohen

脳・心理から教育・治療までの最新知識

中央法規

序文

今日、自閉症は日常的に耳にすることばとなったが、かつてはそうではなかった。私がこの分野の研究を始めた25年前、「自閉的な（autistic）子ども」というような言葉を使うと、一部の人々は「芸術的な（artistic）子ども」と聞き間違えたものだった。それぐらいこの言葉は知られていなかったのだ。今日、身近な言葉になったのは、「レインマン」のような映画の成功が一助となっている。「レインマン」は自閉症の一側面を一般大衆に知らしめた。主人公はぎこちない格好で歩き、どもっていて、ほとんど眼を合わせないが、床に落ちたマッチ箱の中のマッチ棒の数のような非常に細かいものに注目したり、墜落した飛行機の数や事故が起きた日にち、正確な飛行歴を覚えていたりすることができた。彼の心はまるで事象や図版の目録のようだった。自閉症の中には、このような突出した能力をもった者がいることは確かである。

また、イギリスやアメリカや他の世界中の国で、親の会が、政治家たちに、自閉症の医学研究基金や学校や医療、福祉など様々な支援について議事に取り上げることを求める大々的なキャンペーンを展開し、顕著な成果を上げたことによって、自閉症はより多くの人々に知られるようになった。

１９９３年にパトリック・ボルトンと私は、*Autism; the facts*（『自閉症入門』久保紘章、吉野晋一郎、内山登紀夫訳、中央法規出版、１９９７年）というこのシリーズの本を発刊した。その当時、古典的な自閉症（および突出した能力や知的に高い能力をもっている人およびもっていない人までも）についてはきちんと診断されていた。しかし、これとは対照的に、他の多くのサブグループ（アスペルガー症候群など）については知られていなかった。このグループの子どもや成人は確かに存在していたが、認知されてはいなかった。彼らは、社会的な行動やコミュニケーションの困難、興味の幅が狭かったり細部への狭い注意を払ってしまったりすること、また、予期しない事態への対応が非常に困難であるという自閉症の特徴ももった人たちである（アスペルガー症候群の人たちは、正常なＩＱを有し、言語の遅れはないのだけれども）。

アスペルガーの論文は、ドイツ語で書かれた。それが、イギリスやアメリカなどで、数十年気づかれなかった理由だろう。

ローナ・ウィングは１９８１年の論文の中でアスペルガー症候群について（英語で）書いた。それにもかかわらずその論文は、政策を決定する人々や社会福祉事業者はいうまでもなく、臨床家や研究者の間で取り上げられるようになるまでには時間がかかった。アスペルガー症候群の知名度は、１９９１年にウタ・フリスが『アスペルガー症候群』（ケンブリッジ大学出版会）と呼ばれる本を発表したことによって広がった。しかしながら、アメリカ精神医学会は、１９９４年まで、アスペルガー症候群を医学的疾患の主要診断分類システムに加えることに同意しなかった（訳注1）。

こういった理由から *Autism; the facts* には、アスペルガー症候群について記載されていない。本のタイトルも当時の歴史的な流れを反映したものであった。アスペルガー症候群に関す

訳注1　世界保健機関では１９９２年の改訂から採用された。

る記述がないことはともかくとしても、この本には他の二つの主要な点において、21世紀の今日では誤った認識となってしまった問題がある。自閉症は極めてまれであるという記述や（今日では、非常に一般的であると認識されている）、私たちが使っていた用語（今日私たちが「学習困難」と用いていることばを「精神薄弱」や「遅滞」としている。（訳注2））の問題である。さらに、*Autism; the facts* で提供した介入方法や用語も、もう古くなってしまった。

結果的に、そして、自閉症への生態医学的研究が進み、今日では新しいたくさんの情報を提示したことによって、*Autism and Asperger Syndrome; the facts*（『自閉症とアスペルガー症候群』）というタイトルの第2版を出すことになった。古い本を改訂するに当たり、自閉症スペクトラムの心理学的仮説を一本化してあらわすことにした。私がこれまでに著したいくつかの本の間にあるギャップを埋めるものとなっている。*Mindblindness*（MIT Press, 1995.『自閉症とマインドブラインドネス』長野敬、長畑正道、今野義孝訳、青土社、１９９７年）では、自閉症とアスペルガー症候群の一面だけ（知的状態による困難）を述べた。*The Essential Difference*（Penguin/ Basic Books, 2003.）（『共感する女脳、システム化する男脳』三宅真砂子訳、ＮＨＫ出版、２００５年）では、自閉症とアスペルガー症候群の出現率と性との関係のみを述べた。*Prenatal Testosterone in Mind*（MIT Press, 2005.）では、自閉症の原因の一つ（胎児のアストロゲン）について述べたものだった。

これらの本はパズルの一片を読者に提供している。本書では、私は少し下がって広い視野で自閉症の心理学を描きたいと思った。自閉症スペクトラム症状は、統合的な心理学モデルで説明することができる。これは The Empathizing-Systemizing Model（共感化―システム化モデル）とい

訳注2　日本の「知的障害」に該当する。

われるものだ。本書は、自閉症スペクトラム症状の心理、脳、遺伝、介入について要約しており、自閉症とアスペルガー症候群の入門書として、本書一冊ですべてを学ぶことができる。

私がアイディアを考えていた何年間もの間、私を助けてくれたケンブリッジの自閉症研究センター（ARC）の同僚や協力者と、時にはわれわれの奇妙な実験に参加して研究を助けてくれたそれぞれの家族たちに感謝する。本書が、彼らに何かをお返しできることを願っている。私の同僚であるMike Lombardo, Sally Wheelwright, Greg Pasco, Matthew Belmonteは、大きなミスを犯さないように原稿を注意深く読んでくれた。自閉症の子どもを育てているVirginia Bovell と Adam Feinstein は、スペクトラムの子どもとの生活で時間的余裕がない中で、本書の草稿を読むという非常に大きな貢献をしてくれた。わたしはこの2人に、たくさんの感謝の気持ちを捧げたい。Michael Ellerman, Bernard Fleming, Matthew Downie, Richard Mills, Sir Michael Rutter 教授と、Lorna Wing 先生には、たくさんの重要なコメントをいただき、お世話になった。補遺2では、英国自閉症協会が、ていねいに応じてくださった（訳注1）。Roger Freeman は初版の校正の際にていねいに指摘してくださった。Roger Freeman が初版の誤植をていねいに指摘してくださったおかげで、正しいものが完成した。

Bridget Lindley にも大変感謝している。彼女は数十年にわたって、虐待やネグレクトなどを疑われた家族の権利擁護のために働き続けた。そして、ストレスを抱えている家族を力づける方法として、明快で利用しやすい情報に価値があることを、私に教えてくれた。私は、私の3人の子どもたち Sam, Kate, Robin にも感謝している。彼らはベッドに入った後も長い間、私が

訳注1　補遺2は、わが国のものではないので、訳出しなかった。

コンピュータを打つ音を聞かされていた。私は、昼間は親として、夜は研究者という、アカデミックな生活をさせてくれた柔軟性に感謝している。このことによって、私たちはたくさんの喜びと陽気な時間を過ごすことができた。子どもたちは、私が夜になると狭い関心に注意を集中させていたことに寛容でいてくれ、とてもよい子でいてくれた。最後に、私と経験を共有し、私が知らないことを根気よく教えてくれた、これまでに出会った非常にたくさんの自閉症とアスペルガー症候群の人たちとその家族に限りない敬意を表する。

自閉症スペクトラム入門――目次

Meeting two people on the autistic spectrum

第一章

2人の
自閉症スペクトラムの人との
出会い

Key Points キーポイント

古典的な自閉症とアスペルガー症候群に共通する二つのキーとなる特徴
- 社会的コミュニケーションの困難
- 狭い興味と繰り返しの行動

両者で異なるもの
- アスペルガー症候群においては、IQは少なくとも標準で、言葉の遅れはない。
- 古典的な自閉症においては、IQは測定不能で、言葉の遅れがある。

古典的な自閉症とアスペルガー症候群を説明するには、それぞれの診断名のついた症例について紹介するのが最も簡単である。状態は年齢とともに変わるので、わたしは2人の人が、成人期初期までにどのように変わっていったかを述べる。この2人は、実際にわたしが長い間かかわり情報を得てきたもので、自閉症スペクトラムの幅広さを説明するだけでなく、スペクトラムの症例全体に共通することを提示できる。自閉症スペクトラムとは何かという問題をまずとりあげ、二つの主な下位グループ（古典的な自閉症とアスペルガー症候群）を、「一緒に扱う」か「分けて考える」かを検討していきたい。

ジャーミー（古典的自閉症）

ジャーミーは古典的な自閉症（時には自閉性障害ともいわれる）である。子どものころ、彼のお気に入りの活動は、トランポリンではねること（文字通り四六時中やっていた）、細い布を目の前でひらひらさせること（今でも何時間でもやり続ける）、おもちゃの自動車のタイヤを回すこと（よく何時間も没頭していた）、ハンモックを揺らしてもらうこと（これも何時間も楽しめるものだった）や、砂を自分の手にこぼすことだった。彼は、予期せぬ変化が起こらない限り、満足して安定していたが、予期せぬ変化があると、爆発的なかんしゃくを起こした。ジャーミーは19歳になったが、ほんの少しだけ話をする程度である。母親と母親を手伝う介護者だけにわかるものだが、かたことの言葉を言うことができる。

子どものころ、彼は毎日午前2時ごろに眠りにつくのだが、それ以外のときはベッドに上がったり降りたりし、目に見えない線路に沿って動いているかのように、反復的な動きをしていた。ジャーミーは上がったり降りたりしていないときには、ハイスピードのメリーゴーランドのようにぐるぐる回りをしていたが、決してめまいを起こしたりバランスを崩したりすることはなかった。彼は、何時間でも回り続けていることができた。

彼がよく行うほかの動きは、椅子を前後にロッキングさせることだった。ゆっくりとしたロッキングで、頭が前に行ったら、腕は後ろに下げる。それは次第にテンポを上げ、まるでメトロノームや時計の動きのように規則正しくロッキングを続け、恍惚状態になっていった。この種の反復的な動きは、彼が、お気に入りの活動（隅々までよく知っているDVDを観るといった）に夢中になっているような場合には、どんどん速度を増し、強度も増していった。この動きを繰り返している間は、ジャーミーに不幸せな様子はなかった。それどころか、彼は、鼻歌を歌い始め、それはだんだんリズミカルになり、彼の顔にはこの上もない笑顔が浮かんでいた。この動きは、始めたときのように突然クライマックスに達して止まり、彼はそれまでこの動きを楽しみ続けているように見えた。

母親は、常にジャーミーの叫び声で眠りを妨げられてしまうので、夜しっかり眠るために一人でホテルを予約した。今日でも彼の眠りは不規則で、しばしば夜中に何時間も起きていて、自分のコレクションのDVDを再生するように求めたり、使い古してぼろぼろになった雑誌の中の鉄道模型のカタログからお気に入りのモデルを見つけだし、顔をくっつけて見たりしていた。しばしば彼は顔の片側をカーペットにくっつけて横たわり、数ミリメートル離れたところから、おもちゃの列車の車輪を見ていた。

ジャーミーは、めったに視線を合わせないが、時には、（まったく見知らぬ人でさえも）相手に不快な印象を与えるほどぴったりと顔を近づけたりじっと見つめたりする。彼はしばしば、お客さんが来ていても訪問先でも、自宅でも、店先でも、バスの中でも、まったく気にしないで、衣服を全部脱いでしまう。これはいつも問題になるが、時には、母親にもそれを止められないことがある。彼はデイセンターでは、時々、彼のおばあちゃんや若い女性の介護者が止めようとしても、ズボンのボタンを緩め、マスターベーションを始める。彼には、まったく困惑したり人にどう見られているかというような社会的な気遣いをしたりする様子はない。彼は、性的成熟が早くに始まり、11歳でうっすらと口ひげや頬ひげが生えた。

彼は毎日、同じイチゴジャムサンドウィッチを食べたがり、母親が彼の食事をもっとバラエティに富んだものにしようとしても拒絶する。彼は度々、2週間もの間、便秘のためにおなかの痛みに苦しんでいる。母親はうなり声を聞かせて排便を促した。彼は排便すると2～3日は行動が少しおさまった。

彼は、茶色のコーデュロイのズボンと、夏も冬も同じ手編みのセーターを着たがる。ジャーミーはまた、昼も夜も日よけ帽子をかぶり、寝るときでさえそれを脱ぐことに抵抗する。彼は昼にはほかのものを一切着ないので、母親が彼のズボンやセーターを洗おうと思ったら、夕方にしなければならない。今では、彼女は決して、使い古しのきたない日よけ帽子を洗おうとは考えない。静かな生活のために、彼女はそれを彼がかぶったままにしている。もし妨げれば、彼はいらいらして、血が出るほど自分の頭の後をたたくことがあるくらいだから。

彼は今でも非常に変わった歩き方をする。つま先立ちで前のめりになって、手を振らずに歩く。彼は常に歩道の内側を選び、手で建物の壁をなぞるように、そっと触りながら歩く。まるで、人々を避け、街中を滑空しているかのようである。

母親は彼の世話をすることには疲れ知らずではあるが、ジャーミーがあまりにきつく抱きついたときには、力が強すぎて押し返してしまうこともある。子どもの頃、ビデオデッキを置いておくと、彼はお気に入りの「機関車トーマス」のビデオテープをビデオデッキに挿入し、早送りをして客車が列車から切り離される場面を出し、何度も何度もその短い場面を再生して観ていた。母親はビデオテープを片づけようとするのだが、テープがところどころで擦り減り、あちこちでパチパチという音やシューという音を立てるようになってしまったにもかかわらず、ジャーミーは元のバージョンでなければ気が済まなかった。ジャーミーは、正確な流れとタイミングでこれらのパチパチやシューシューを真似することができるが、これは、彼の限られた自発的なことばの一つでさえある。彼はまた、正確なイントネーションやタイミングで、テープのナレーターのまねをすることができた。

12歳のときに突然、何年もの間毎日観ていた「機関車トーマス」から、ジャーミーは、新しい「セヴェン谷の鉄道」のビデオテープのとりこになり、何度も何度も観たがるようになった。有効なことばは乏しいにもかかわらず、聞き取りは明らかに優れており、正確に汽車の音をまねすることができるだけでなく、台所の時計のカチカチという音で混乱してしまうので、母親に電池をはずしてほしいと頼むほどである。彼は視覚もまた優れており、本を読むことはできないにもかかわらず、部屋を横切るときにちらっと見ただけでも、カタログの型番を認識することができる。ジャーミーに、部屋の隅であなたがカタログを指し示したら、彼は正確に型番を読みあげることができるだろう。

彼は1日のうち多くの時間をビデオを観て過ごすのだが、それ以外のときには、生地の感触やタッピングの音を確認するかのように、壁や家具や窓や調度品をたたきながら室内を歩き回り、同じ音を何度も何度も出している。だれかが遊びに誘っても、会話をしようとしても、気分転換を促しても、彼はまったく影響されない。何かがほしいときには、彼は人の手を取ってそのものの上にその手をおくか、そのものに届かないときには、手を持ってそのほうへ向けるかするが、その間、アイコンタクトはなく、あたかも持ち主とつながっていないかのように手を扱う。

混んだ浜辺で、何かほしいものを見つけたときには、ジャーミーは、日光浴をしている人をまたいだり踏んだりしてしまいそうでも、全然気にせずに一直線にそれに向かっていった。以前、地方のショッピングアーケードの台所のショールームで、展示中のトイレを見つけた。ジャーミーが便器をのぞきこんで体を前後にゆすり始めたのに母親が気付かないうちに、彼は排便してしまったので、母親は店員から厳重に注意された。彼女は、何度も公共の場では、彼が自閉症であると沈んだ調子で説明しなければならず、ストレスが高まっている。彼が逃げてしまうことは珍しいことではないが、町のどこからでも、彼は家までのバス路線を知っているので、たいがいは家に帰っている。

ジャーミーは4歳のときに古典的な自閉症であると診断された。小さいころであればあどけない行動として社会的にはみなされたことでも、身長が伸びた10代になってから同じようにやると、おかしな行動として見られるようになった。彼は、母親の熱い紅茶のカップをひったくり、やかんから勢いよく熱湯を注ぎ、沸騰したお茶を熱そうな様子をまったく見せずに一息で飲み干してしまったこともある。便秘の痛みで泣き叫ぶ状態になるにもかかわらず、それ以外のときには（高い所から落ちたり、肌を切ったり、何かに強くぶつかったりしたとき）、痛みを訴えたり怪我をしたことを知らせることなく、目の近くで、紐をくるくるひねって遊んでいるだろう。

彼は、「応用行動分析（Applied Behavioural Analysis；ＡＢＡ）」を採り入れた教育を行う、「知的障害を伴う」自閉症のための特別支援学校に通っていた。どのクラスにも6人の子どもがいて、担任教師に加えて2人のアシスタントがいた。ジャーミーは、めがねをかけた1人のクラスメート以外には関心を払わなかった。ジャーミーはその子のめがねをひったくり、教室の外へほうり投げるので、担任教師やアシスタントは、常時、彼がすることから目が離せなかった。ジャーミーは、うまくいったときには、叱られたりタイムアウトコーナー（訳注1）に連れて行かれたりしたときでさえ、大声で笑い転げていた。

自閉症の診断とは別に、彼はまた、知的障害との診断も受けていた。19歳になっても、彼の知能検査の数値は、12歳かそれ以下であったためである。

ジャーミーにはアリスという、内気で、レッド・ホット・チリ・ペッパーズというバンドに夢中になっているお姉さんがいる。彼女は、そのバンドに関連したものに貯金のすべてを割き、部屋の壁や棚、窓はポスターやコンサートのプログラムやＣＤやポップ雑誌で埋め尽くされている。彼女は、真っ黒なものしか身につけず、真っ黒な濃いマスカラをつけ、環境保護活動の話題について深く学んでいる。彼女は、自分の世界観に賛成しない人は誰に対しても非

訳注1　一定時間その場から離して気持ちを落ち着かせるための場所。

常に手厳しい。彼女は自分自身について、どこか自閉症の特徴のようなところがあると語っている。

ジャーミーの両親は彼が12歳のときに離婚した。ジャーミーに気を配ることのストレスが、大きな原因となって、夫婦関係を維持することが困難になったためと考えられる。ジャーミーの父親は、ジョージアという、子どもを望んでいる新しいパートナーと再婚したが、彼女は、うまれて来る赤ん坊が、また自閉症になるかもしれないことを非常に心配していた。ジャーミーの母親は、いまだに独身で、自殺願望が消え、生きていこうという気になるまで、長期間、抗うつ剤を飲んでいた。彼女は、ジャーミーが自分を非常に頼りにしていて、彼のために自分が生き続けなければいけないということに気づいた。

ジャーミーのケースは、自閉症が本人とその家族に与える影響を語っている。ここまでは古典的な自閉症のケースについて触れたが、今度は、自閉症スペクトラムの別の主要なサブグループであるアスペルガー症候群と診断を受けたアンドリューについて紹介しよう。

アンドリュー（アスペルガー症候群）

アンドリューもまた19歳である。彼は、明らかにことばの成長が早かった。9か月で話し始め、18か月で早熟な語彙をもっていた。事実、彼の初語は、二語文で、「articulated lorry（トレーラートラック）」だった。彼の両親は、非凡で発達的に進んでいる子どもが非常に自慢で、訪ねてくる人たちに話していた。2歳で、家族がもっているビデオのケースの背表紙に書かれた小さな印刷をすべて読み、5歳で近所のビデオ店の何千ものビデオについて、それぞれがどの検閲コード（R12、R15、成人）を受けているかを挙げることができた。3歳で、父親に連れられてビデオ店に行ったときに、通路を駆け回って、他のお客さんがだらしなく適当にしまいこんだビデオを正しい場所に戻した。

アンドリューはまた、部屋に入るときには、コンセントを探しながら部屋の縁に沿って進み、もし使用していない機器があるとプラグを抜いていった。4歳でサッカーのステッカーを集めはじめ、プレミアリーグのサッカー選手全員の写真を見て名前を言い、さまざまな統計データ（チームでプレイしたときのゴール成績、現在の所属クラブ、支払われている金額など）を言うことができた。

アンドリューは同年齢の子どもたちと話すことには関心がない代わりに、成人が彼に話すことに魅力を感じ、大人とばかり話した。彼は、『ハリー・ポッター』の物語の細かい部分を誰にでも何時間も話して聞かせる。彼は一度読んだだけで、そういった独演を行うことができた。彼は何時間も1人で自分の寝室にいて、お気に入りの歌や映画や、車や、ハリー・ポッターの呪文のリストを作ることを楽しむ。彼の母親は、アンドリューは、リストをたくさん作っているので、リストを管理するリストが必要ねと、冗談を言うほどであった。

アンドリューはしばしば小学校で日課に従わず、トラブルを起こした。その代わりに、彼はいつも持ち歩いている百科事典を読んだり、学校の裏庭で刈り取られた芝生を綺麗にまっすぐに並べたりしているのだった。しばしば彼は教室で、教師が事実を説明しているにもかかわらず、「どうして？」とか「どうやってわかったの？」と叫んだ。教師はジレンマに陥った。彼女は、アンドリューはもともと好奇心が強いのであって、止めなくても良いと思っていた。しかし一方、他の生徒がひどく混乱してイライラしていることにも気付いていた。なぜなら、アンドリューは、妨害しないできまりに従ったり、グループ活動に加わったりすることができない子のようには見えなかったからだ。アンドリューは、教師やほかの人が事実上は正確でないことを言うと、「間違い」「たわごと」「うそつき」だと言って、絶えず妨害するので注意された。アンドリューは、本当のことを言うことを義務と感じ、情報が正確でないとそれを指摘した。彼のあだ名は〝エラーチェッカー（間違い探し屋）〟となっていった。

アンドリューはまた、教師が答えられないことまで深く追求するので、教師たちをいらいらさせるようになった。たとえば、14歳のとき、第2次世界大戦の歴史を学んでいるときに、1944年1月4日に始まったモンテ・カッシノの戦いに興味をもちはじめた。歴史の授業が終わって休憩になり、フランス語の授業の用意を始めているときになっても、アンドリューはその戦いの詳細な部分に興味をもち続けた。たとえば、何人の兵士が死んだのか、彼らの名前は、それぞれが死んだのは何日と書かれているか、いかに、どこで殺されたか、どれぐらいの人が助かり、なんという名前で、どんな階級で、どんな軍服を着ていて、どんな勲章がついていたか、彼らはどのルートを取ったか、どこを行進したかなど。

彼は、歴史上のある戦いについて、読むのをやめる理由が見つからないし、それが歴史上発掘されたり隠蔽されたりした事実があるのであれば、その戦いは偽りではないのか、と文句を言い続けた。一つのトピックについて、これ以上新しい役に立つ情報がなくなってしまうところまで行きつくと、彼の気持ちは、その時点では、新しいトピックへ移る準備をしている。教師や他の子どもたちが、モンテ・カッシノの戦いは彼にとっては最大の「関心ごと」とか、彼は「夢中になっている」とか言い始めることに、彼はいら立つ。彼にとっては、そのトピックは、きちんと学ぶだけの価値があるかまったくないかのどちらかでしかない。彼にとっては、学校での勉強は、価値のない出来事の表面的であいまいで大雑把なスケッチとしか映らず、ショックを受けた。彼は、自分が出会ったほとんどの人がおろかで、質問に正確に答えない人は尊敬しないと語った。そして、他者が情報を正確に思い出さない「ヒューマンエラー」という概念を、彼は理解することができなかった。

両親の友人たちで、ある領域の専門家（ワイン醸造とか、ロシア語のような）の人たちが彼の家を訪ねてきたときには、彼は、専門分野の知識について、たくさんの質問をして楽しんだ。大人たちは、まるで尋問されているかのようなアンドリューの質問攻めで、がんじがらめにされたように感じたが、アンドリューはあたかも、彼らの頭の中から知識をダウンロードしようとしているかのようだった。アンドリューと何年も会っていない人でさえ、彼の家に着くや否や、玄関先のような不適切な場所でも質問攻めにされるのである。アンドリューは、もう十分というときでも、出しゃばってしまっているときでも、退屈してしまっているときでも、社会的な振舞い方をまったく知らないように見える。

7歳か8歳のとき、彼は他の子どもたちから校庭でいじめられた。あるとき、いじめっ子たちは、彼を学校のゴミ箱に閉じ込めた。それまで彼は決して争いごとをしたことがなかったにもかかわらず、彼は大胆に反撃することを学び、暴力的なトラブルに巻き込まれた。彼は12歳のときに、数字に魅了されるようになり、一般よりも4年早くGCSE（中等教育修了レベルの試験であり、通常16歳で受けるもの）の数学の試験を受け、「★A級」を獲得した。これは彼が受けた唯一の国家試験であったが、彼が言うには、歴史のシラバスは〝まぬけ〟向けに作られており、科学のテキストは、いかに物が作用するのかの視点で見ておらず、部分的な図表や生き物のリストを載せてあったりするだけで学ぶものはないから、他の科目は受けないということだ。彼が知りたいと思っていることは、細胞がどのような働きをするのかということであり、彼にとっては、家の台所で分解したり作り直したりしたトースターと何の違いもないからである。彼にとって、細胞は小さくて美しい機械であった。

国語の勉強は、教師は、「筆者は何を感じたと思いますか」とか『セールスマンの死』における夢の続きとは何のことですか」というような、答えようがない質問をするので、不毛の時間と考えた。彼は校長に、論理的で精密であり、以前の事実の上に新しい事実やルールが打ち立てられる数学以外のすべての授業を抜けることができるかどうか訪ねた。彼は、数学のパターンを愛し、お気に入りの数字は、黄金比率を示す1・618033988 7だった。

校長は、イギリスの法律によって、すべての子どもに、ナショナルカリキュラムに載っているすべての教科を教えなければならないのだということを説明した。アンドリューは、面と向かって校長を馬鹿にし、学ぶべきことの少ししか提供せず、ある一つのトピックですらしっかりと教えることができない、公的機関のせいにして逃げていると言い放った。彼は校長を反教育的と非難した。校長は彼に、それは法律だと話した。彼は、教育とは知識であり、知識とは、いかに細部をつなぎ合わせるのか、また、なぜそうなるのかを理解することであり、あるいは、岩に色を生じさせる化学反応のような自然現象や、総理大臣選挙で各候補者はどのくらいの票を得るかというような人的現象について理解することであると、反論した。彼は、試験に通るために第2次世界大戦に関する10の事実を学ぶことには何の興味もないと叫んだ。彼は、校長の机の上の地球儀を取り上げ、国境線は地球儀が作られたときにはすでに変わっていてこれは正しくないと言い、それを窓の外に放り投げた。彼は、1週間の停学となった。

いじめが収まらなかったので、アンドリューは学校に行く意欲を失い、その年、学校を中途退学した。15歳から18歳までの3年間を家で過ごし、1人で1970年代（彼のお気に入りの年代）のギター用の楽譜の曲を全部覚え、ヒンディー語とヘブライ語のミックスからなるオリジナルの言語であるOrigenishと呼ぶ言語を作り、その辞書と文法の本を作った。彼は依然としてすべての人は自分よりおろかだと信じていたが、この傲慢な態度は、学校の成績の不足とは矛盾するように見えた。彼は、独学で学び、1年間で六つのAレベル（三つは人文科学で、三つは自然科学）を獲得すると決めた。

その結果、彼は大学に合格して、自然科学を学ぶために教育の場に戻った。彼は、すべてのたんぱく質の名称を学び、その3次元構造を述べることができる。彼は相変わらずリストを作っているが、どうやって他の人と会話を始めたらよいかわからないし、パブに入りたいという夢もないと打ち明けてくれる。彼の最大の恐怖は「雑談」で、それはことごとく彼には理解できないと言う。あるとき彼は、大学の掲示板でアスペルガー症候群についてのポスターを見て、これは自分のことに違いないと気づいた。彼は、自分から近所のクリニックに行き、そして診断が確定された。彼は診断を受けたとき、立ち上がって医者の手を握ったので、アセスメントのために同行した両親は非常にびっくりした。この診断がでたことで、今までずっと自分はみんなと違うと感じてきたことの理由がようやく分かったのだ。彼はそのとき、この診断が子どものときになされていたらよかったのに、そうすれば、自分の学習スタイルの独自性は正しく認識され、学校でいじめのターゲットになりやすいこともわかってもらえたかもしれないと思い、「失った年月」を残念に思った。

アンドリューは、インターネットの世界に入り込み、多くのアスペルガー症候群の人と出会った。彼らとは、几帳面にEメールをやりとりしたり、モンテ・カッシノの戦いを再現するようなイベントで落ちあったりもした。彼は、多くの人々の心をいわゆる〝神経学的な定型(neurotypicals)〟と呼んでおり、「蝶々のように、話題から話題へ脈絡なく移っていく」と表現している。彼は、神経学的に定型な人たちの会話のポイントは理解できない。彼は、誰かとの話を楽しむのは、情報を得たり情報を提供したりすること、事実を確認することのみである。彼は、自分は常に考えていることを口にしてしまうので、自分には社交的なスキルはないとあっさりと認めている。彼は、「嫌なものをおいしそうに食べてみせること」の必要性が理解できず、比喩がわからずに途方にくれてしまう。彼には本当の友だちがいないが、毎日、彼に「こんにちは」と挨拶してくれる清掃員やスーパーマーケットの女性たちを友だちと考えてしまう。また、ときには彼は、うつ状態になってしまう。

アンドリューは、変化を完全に避ける。彼は常に午前3時に床に就き、自分のことを夜行性と表現する。彼は、家族の団らんから離れて、自分の寝室で食事をする。彼は、コンピュータの前に座り、暗い中で数学の問題を解いている。彼の母親が入ってきて電気をつけたりカーテンを開けたりすると、彼は思考の流れを完全に見失ってしまい、彼女に対して怒り出して、物を投げることすらある。彼は常に毎日同じものを食べる。それは全粒粉のビスケットとミルク。彼は、健康を維持するために必要なすべてが補給でき、極めて経済的である彼独自の食事方法を守っている。彼は、彼自身の視点だけでしか考えないので、自分の奇妙な味覚を人がどう思うかまったく気にしない。

15分ごとに彼はラジオの天気予報をチェックし、気温、降雨量、風速、気圧の数値の最新の情報を小さなノートに書きとめる。彼は、いまだにお気に入りの映画を何度も何度も観ており、中には数百回にもおよぶものもある。彼には部屋に入ってきたハエの出す音が耐えがたく、ハエが出て行ってしまうまで、部屋に戻ろうとしない。

時々彼は、人々が簡単にしているようなことが理解できなかったり、同じように行えなかったりするので、自分を火星から来た人のように感じる。ほかの人にとってはまったく普通のことであるが、相手の表情を読むとか、会話のときに相手は次に何を言うかを予測するとか、人を不快にさせないようにするとか、相手をびっくりさせないように話しかけるとか、たんに冗談を言ってみるとか、そういったごく普通のことがよくわからないのである。彼は、学校に通っているときから、ほかの子が明確なルールなしに校庭で遊んでいるのをみて、自分は火星人であるかのような感覚をもち続けていた。彼には、彼らが振舞い方をどのようにして知ったのかがわからなかった。いまでも彼は、相変わらず、会話をするというよりも、一方的に話してしまう。たとえば一つの例を挙げると、電話が切れてしまったあとでも、10分間、誰も話を聞いていないのに気付かずに、受話機をもって話し続けてしまったことがある。

アンドリューは数学や事実の暗記や化学や物理学の法則を理解することには苦労しないが、人とのやりとりにおける暗黙のルールを察することはできない。彼は、死にたいと思ったことがあったが、インターネットを通して知り合ったアスペルガー症候群の人たちから希望をもらっている。それらの人々も、自分と同じように感じ、同じ感覚にもがき苦しんでいて、自分がほかの惑星に所属するかのような社会的な孤立や疎外感を抱いているからだ。アスペルガー症候群は、「障害」と言うよりも、「神経学的に非定型」であるのだといった認識が大きくなるにつれ、自分が違っているということを尊重できるようになった。彼はよく、アスペルガー症候群を左利きにたとえる。当時、左利きは縁起が悪いもので治す必要があるとみなされていた。現在では、人口比は増し、結果的に彼らの違いは脳の配線系統の違いであるという見方に変わってきたので、彼は気持ちが楽になっている。

ジャーミーとアンドリューの共通点は何か？

ジャーミーは古典的な自閉症でアンドリューはアスペルガー症候群（私は、正式な用語であるアスペルガー障害でなく、この用語を好む）である。彼らは、中核的な診断上の特徴、すなわち社会性の発達とコミュニケーションの発達における困難、ならびに、通常強く、狭い興味と反復的な行動が共通する。これらの診断上の特徴は、アメリカ精神医学会による「診断と統計マニュアル（DSM）第4版」や、ヨーロッパではそれと同等の、世界保健機関による「国際疾病分類（ICD）第10版」でも、重視されている。

これらの診断上の特徴は、しばしば自閉症の三つ組みといわれる。それは、三つの重要な領域における定型的でない発達（簡単にいえば、社会性、コミュニケーション、同一性保持）から成っているからである。私は、社会性とコミュニケーションの領域は分けられないと考えている（なぜならば、コミュニケーションは常に社会的なものであるから）。自閉症とアスペルガー症候群を二つの広い領域、すなわち社会的コミュニケーションと狭い興味／反復的行動とする考えは、より有益であろう。

古典的な自閉症やアスペルガー症候群をひとまとめにしているのは、これらの共通した特徴があるからである。科学的な分類では、常にこれらの特徴はひとまとめにするべきか分けるべきかが論争されてきた。長いこと、古典的な自閉症とアスペルガー症候群をひとまとめにする人たちは、同じ種類の状態であるから、同じ「自閉症スペクトラム」のもとにまとめること

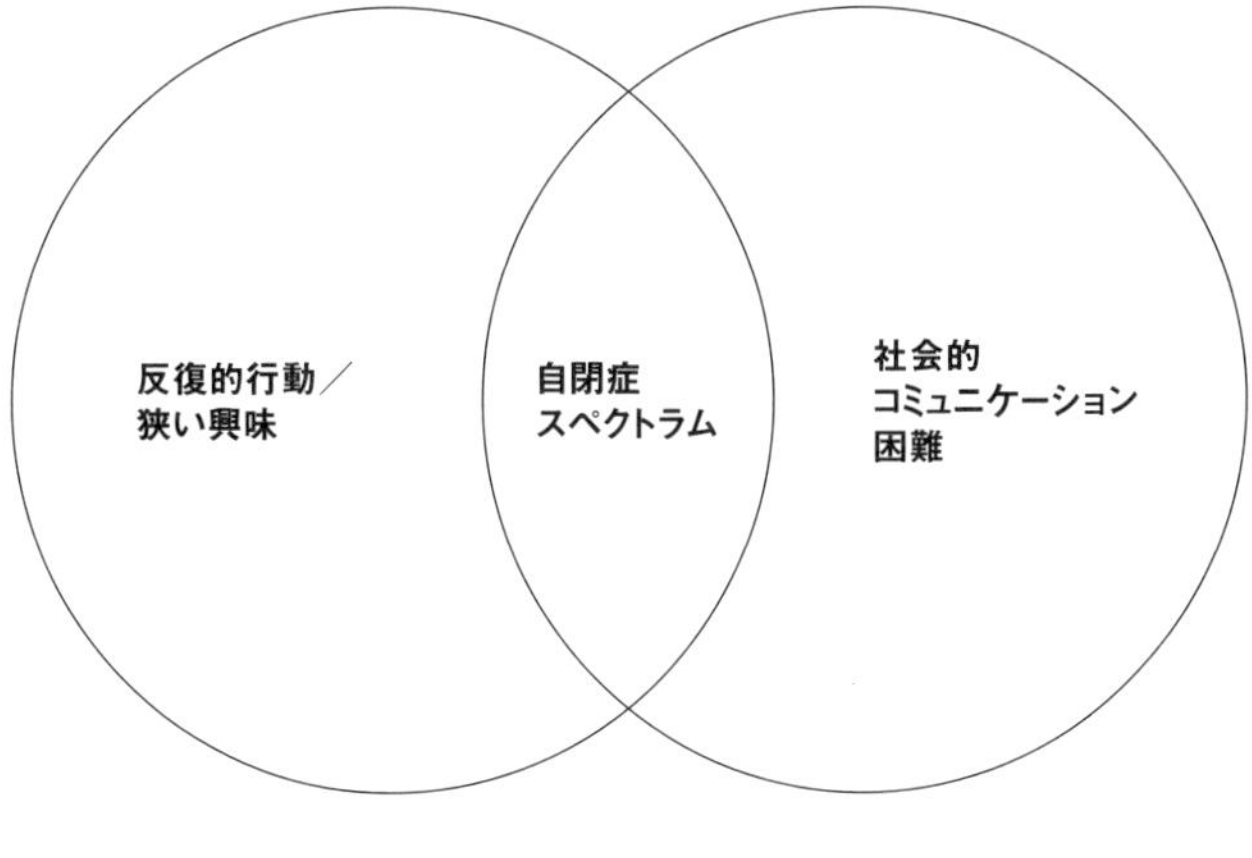

図1–1　二つの特徴の交差としての自閉症スペクトラム　すなわち、これらの二つの特徴を示す人たち

で、より有益だろうと論じている。分けるという人たちは、相違点のほうが、類似点よりも大きいと論じている。

古典的な自閉症の人には知的障害と言語の遅れがあり、時としてアスペルガー症候群に比べてより重いと言われることがある。確かに知的障害は、学問上でも職業上でも、その人の可能性を制限するし、自律や自立の面からも同様である。しかし「重症度」を測る方法は簡単ではない。もし腹痛（古典的な自閉症によく見られる）や抑うつ状態（アスペルガー症候群によく見られる）で苦しんでいれば、どちらも重大なことである。もしあなたが自閉症やアスペルガー症候群のどちらかの症状があったり、腹痛や抑うつ症状で苦しんでいたり、たんに友達を作るというようなありきたりの能力が妨げられていたりするだけでも、「重大なこと」と感じるだろう。しかし、ほかの見方をすれば、「いかに感じるか」ということに限っては、古典的な自閉症は、おそらくアスペルガー症候群に比べてより大きな困難があるといえるだろう。

これらの二つのサブグループをひとまとめにしたら、図1-1に示すようなベン図になる。これはまた、なぜ二つのサブグループが同じ自閉症スペクトラムに入るかを理解する役に立つ。これらはひとかたまりの特徴を共有する。どちらか一つだけの特徴（社会的コミュニケーションの困難か非常に狭い興味）がある人は、自閉症スペクトラムという診断をされることはないだろう。しかし、両方の特徴があれば診断されるだろう。

ジャーミーとアンドリューの相違点は何か？

ジャーミーの話し始めは遅く、十分な言語発達をしなかったのに対して、アンドリューは早くに喋り始め、使う言葉も大人びていた。言語表出と言語理解の発達は、古典的な自閉症とアスペルガー症候群の間の第1番目の大きな違いである。実際、子どもがいつ話し始めたかは、アスペルガー症候群の診断に求められる。古典的な自閉症の診断では、これは必要条件ではない。

第2に、ジャーミーは特別支援学校に就学し、国家の学力試験には決して合格しないような明らかな知的障害がある。知能指数（IQ）は平均以下である。IQの平均は100で、その幅は平均から2標準偏差（SD）の幅が普通である（1SDは15ポイントとなる）。したがって、IQが70よりも低い人は、知的障害であるとみなされる。

ジャーミーは現在19歳であるが、「精神年齢」は11歳とみなされている。その人の精神年齢を生活年齢でわって100をかけるとIQを算出できる。彼のIQは11/19×100＝58と算出できる。これは明らかに知的障害の範囲である。対照的に、アンドリューは確かに優秀な範囲（たとえば数学）にある。そして、大学を終えている。経験的に言って、イギリスでは大学に入れる人は、平均から1SD以上のIQがあるだろう（つまり、IQ115以上）。ゆえに、IQは、古典的な自閉症とアスペルガー症候群の二つ目の主な違いである。実際、アスペルガー症候群の診断を行う際には、その子どもが、平均かそれ以上のIQを有することが必要である。

用語

古典的な自閉症とアスペルガー症候群の間の違いを図1-2に視覚的に示す。

復習のために、古典的自閉症とアスペルガー症候群の双方に共通する二つの特徴を示す。

- 社会的コミュニケーションの困難
- 狭い興味と反復行動

一方で、古典的自閉症とアスペルガー症候群の二つの相違点は左記のとおりである。

- アスペルガー症候群においては、IQは少なくとも平均以上で、言語の遅れがない。
- 古典的自閉症においては、IQはどの段階にも位置し得るが、言語の遅れがある。

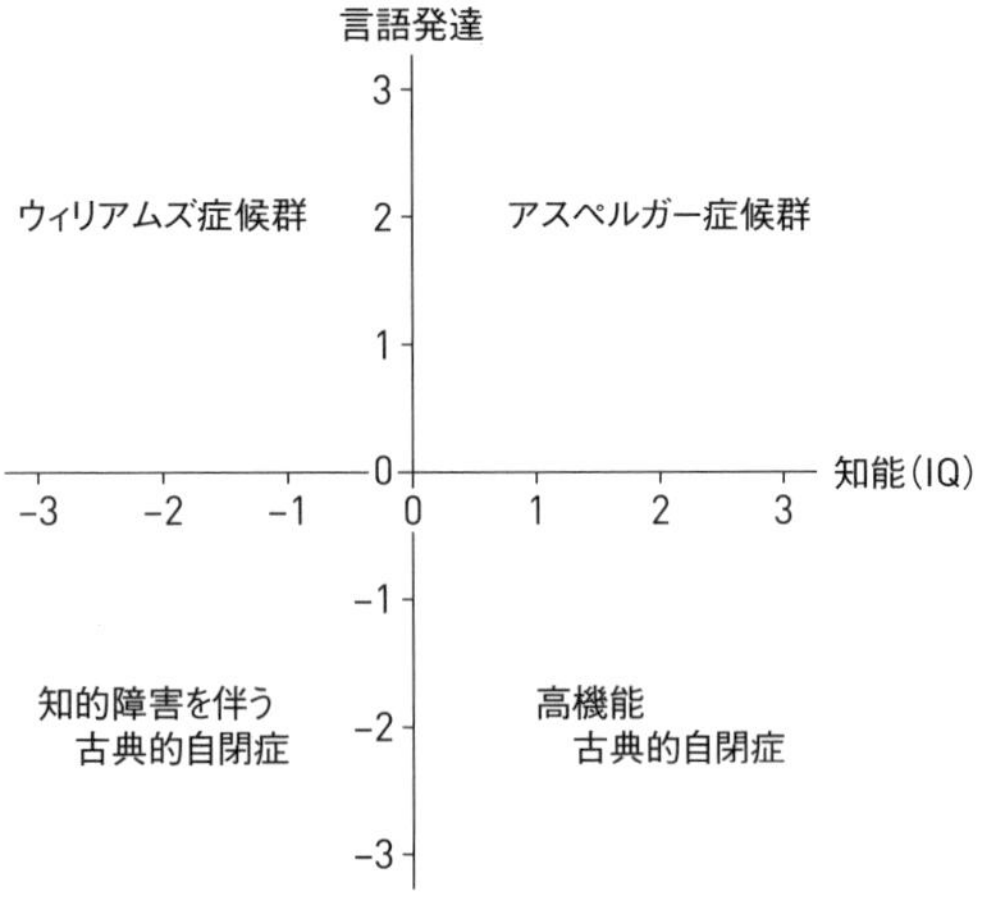

図1–2　古典的な自閉症とアスペルガー症候群の差異（巻末注1–1）

言語の遅れをどう定義するかについては、極めてはっきりした基準がある。もし子どもが単語を2歳で表出しない、あるいは文を3歳までに話さない場合、言語の遅れとみなされる。

ＩＱの基準に関しては、いくつかの論議がある。多くの臨床家は、平均から２ＳＤ以下の70以上が必要であるという。しかし私は、高機能をより厳密に定義するには、ＩＱ85以上（すなわちマイナス１ＳＤ以内）におさまる必要があると考えている。70のような低いＩＱは、教育的には重大で特別な配慮を要するからである。

自閉症スペクトラムの特徴を、二つのキーとなる特徴から見てみると、以下の六つの主なサブグループになるだろう。

■アスペルガー症候群（ＩＱは85以上でことばの遅れがなかった）

■高機能自閉症（ＩＱは85以上でことばの遅れがあった）
■中機能自閉症（ＩＱ71～84でことばの遅れはあったりなかったりする）
■低機能自閉症（ＩＱは70以下でことばの遅れはあったりなかったりする）
■非定型自閉症（非定型な発症の遅れか、二つの特徴のうちの一つしかない）
■特定不能の広汎性発達障害（自閉症やアスペルガー症候群の診断基準に明確に適合すると言い切れないものの、普通より多くの自閉的特徴がある（巻末注1−2））

自閉症スペクトラム障害（ＡＳＤ）と自閉症スペクトラム症状（ＡＳＣ）

自閉症スペクトラム障害（autism spectrum disorder）の公式な略語はＡＳＤである。私は、自閉症スペクトラム症状（ＡＳＣ：autism spectrum condition）のほうを好む。なぜならば、高機能群の人は、明らかに違いがあり（考えたり知覚したりすることの違い）、「ＡＳＤ」と言い切るには議論の余地があると考えるからである。確かにＡＳＣのある人たちの社会的スキルはいつも平均以下（定義上）であるが、非社会的スキルにおいて（たとえば細部への注意）はしばしば平均以上の成績である。これらの強さや弱さのプロフィールは、第四章で述べる。

「症状（condition）」という用語は、私は、クリニックにやってくる本人や家族にはわかりやすい用語である（これらの特徴は、おそらく、問題の原因であり手助けを見つけやすくするだろう）と考えている。これらの症状は、神経生理学的要素から生じているので、医学的診断を必要とするからである（詳しくは第五章で述べる）。「症状（condition）」という用語は、同時に自閉症とアスペルガー症候群の困難の様相を認める。そして、この用語は機能的な困難は全体的な障害につながるのではなく、おそらく、一部の人には、才能を生じさせることもあるといった事実も包含するものである。

The changing prevalence of autism through history

第二章

自閉症の
有病率の変遷

Key Points キーポイント

- 30年前、自閉症はまれ（10000人に4人）だった。今日では珍しくない（100人に1人）。
- 自閉症のカテゴリー的概念は、スペクトラム概念にかわりつつある。この直接的な結果として、「より軽い」自閉症スペクトラム症状のケースが、クリニックを訪れるようになった。彼らは、子ども時代から困難があったにもかかわらずまったく診断されておらず、おそらくは他の診断がついていたのである。
- 診断が増え、彼らがより認知されることになるだろうし、特別なニーズを手に入れやすくなる可能性が広がるだろうということは、歓迎すべき進歩である。
- 世界的に自閉症がより一般的になり始めているにもかかわらず、多くの本人と家族が依然として十分な支援を受けることができず、耐え忍んでいる。

「診断分類による明らかな障害」としての自閉症

もし、1978年に戻るとしたら、あなたが支持するかどうかは別として、自閉症は、明確に範囲が限定されたものである。児童精神科医のマイケル・ラター（図2-1）（London's Institute of Psychiatry：ロンドン精神医学研究所勤務）は、自閉症の子どもは1万人に4人の割合であると、ビクター・ロッターの出現率調査に基づく数字を引用した。ラターは、自閉症を他の精神障害の症

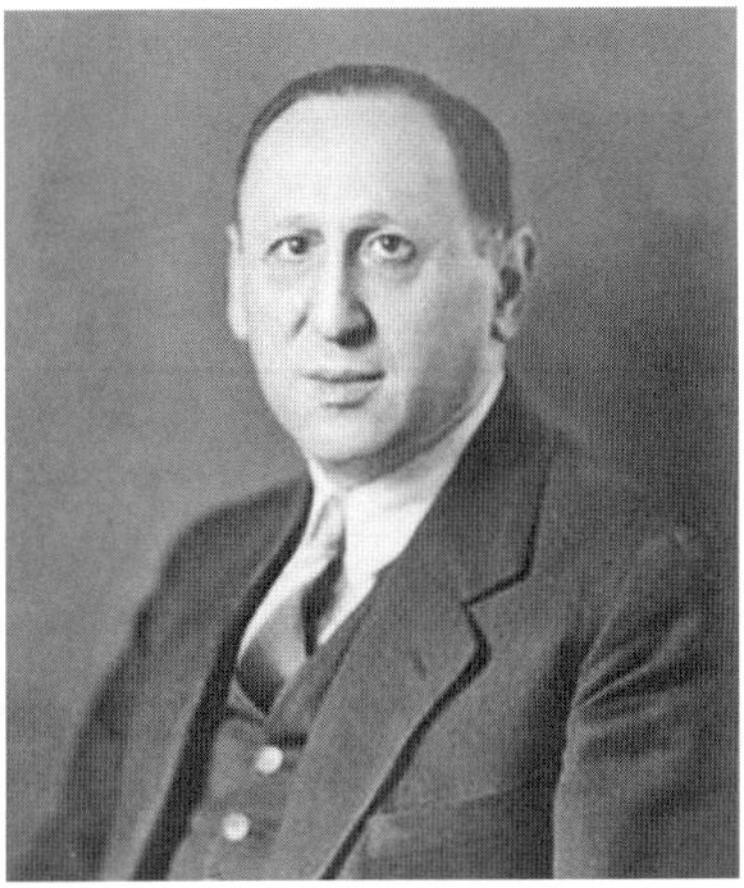

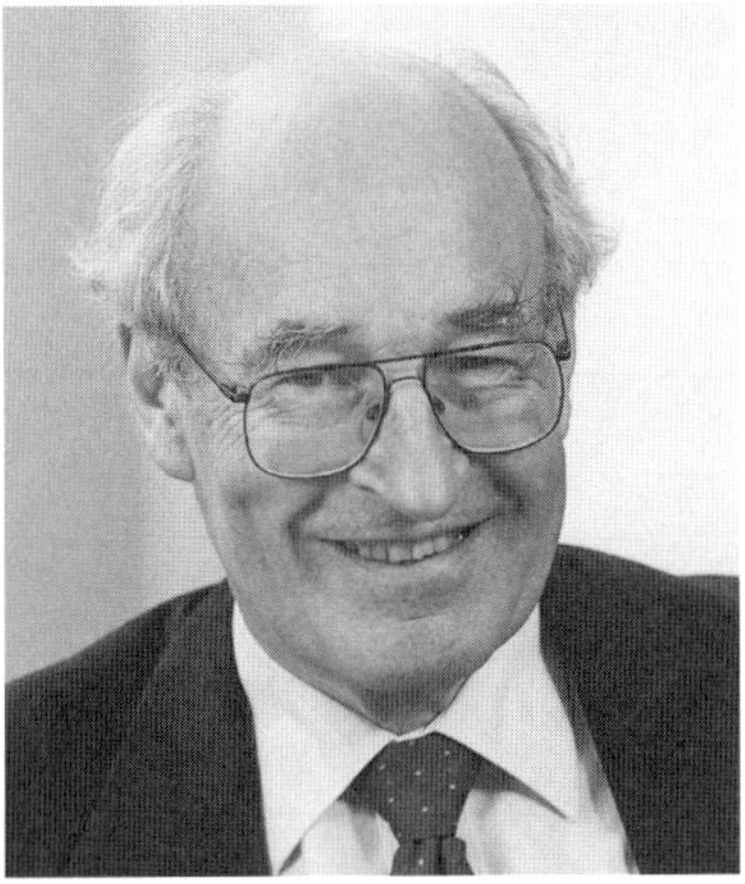

図2–1（右） マイケル・ラター教授。彼の仕事は、医学的な症状としての自閉症への注目を換起することに役立ち、また、彼は、最初に自閉症の遺伝的要因の証拠を見つけた。

図2–2（左） レオ・カナー。今日古典的自閉症と認識されている最初の記述をした人

状（たとえば、小児期の統合失調症）や他の発達的な症状（たとえば、特異的言語障害）の診断分類から区別することで、類型化と認知に大きな貢献をした。

古典的な自閉症は、１９４３年にこれらの子どもたちについて最初に記述した児童精神科医であるレオ・カナー（図2-2）にちなんで、「カナーの自閉症」と呼ばれた。彼はボルティモアの彼のクリニックで、人に興味関心を示さないが、クリニックの調度品には非常に関心を示す11人の子どもを見つけ、「自閉的孤立」と名づけた。彼は、スイスの精神科医ブロイラーが、統合失調症の記述で用いている「自閉症（autism）」という言葉を借用した。自閉症という言葉は、文字通り“Self”を意味したギリシャ語の“Autos”から来ている。これはうまく選ばれた言葉だ。自閉症とアスペルガー症候群は、自分の考えが唯一絶対の真実であるかのように捉え、他者の視点

を感知することに重大な困難を示すからである。

第一章では二つの診断領域についてリストアップした（社会的コミュニケーションの障害と狭い興味／反復常同行動）。カナーとラターの記述からは、次の特異的行動に分類することができる。

社会性の障害

- 他者への極端な無関心
- アイコンタクトの異常：眼を合わせることが困難だったり、あるいは、長く見つめすぎたり、他者のパーソナルスペースに侵入してきたりすること
- 相互関係の欠如（役割交代の不在、対話の不在、独り言）
- 1人でいることを好むこと
- 人が何を感じ、何を考えているのか予測することの困難
- 他者の行動にどのように反応したらよいのかわからない
- 表情や声や態度から他者の感情表現を読み取ることの困難
- 一つだけの正確な見え方ではなく、他の見え方があることを受け入れることの困難

コミュニケーションの異常

- エコラリア（オウム返し）（原注1）

■新造語（ものにふつうについている名前の代わりに風変わりな言葉を使うこと）（原注2）
■言葉の字義通りの理解
■さまざまな程度の言語の遅れ（原注3）
■社会的文脈にそぐわない言葉の使用（語用の異常）

反復行動と狭い興味

■手をヒラヒラさせること（原注4）
■からだをぐるぐる回すこと（原注5）
■興味あるものへのこだわり（たとえば、何にでも触ること、石の収集、テントウムシの収集、狭いトピックの情報の収集、など）
■ものを並べること
■おもちゃの自動車のタイヤを回転させること、そして、回転するものにひきつけられるようになること（たとえば、洗濯機、扇風機の羽根、風車）
■高頻度の反復行動
■変化に対するひどいかんしゃく
■断片的な高い技能や知的能力
■特異な記憶
■同一性への希求

原注1－原注5　アスペルガー症候群よりも古典的な自閉症に特有である症状。

明確とは言えず診断基準に入らなかったその他の特徴

- 平均以下のＩＱあるいは知的障害（原注1）
- てんかんのリスクの高さ（原注2）
- 自傷行為（原注3）
- 音、手触り、味、におい、温度への過敏性

シカゴを拠点とする精神分析家のブルーノ・ベッテルハイム（図2-3）は、１９６０年代に、自閉症児を、まるで手の届かない「ガラスの風船」の中にいるような子どもたちと描写した。彼は、自閉症を母親との愛着関係の弱さの影響であると考えた。ベッテルハイムの物議を醸す見解は、愛情深い養父母のもとで、子どもの社会的発達が回復し成長するだろうという期待から、「家庭隔離」、あるいは、子どもを両親から離すという治療形態につながった。

生みの親から離しても、子どもの社会性の発達は改善しないことが認識されるようになり、（次に述べるマイケル・ラターの家族研究によって）自閉症の子どもの両親は不適切な養育をしているわけではないということが理解されるようになると、ベッテルハイムの考えと治療方法は評価されなくなっていった。ラターの影響力のある科学的な貢献のおかげで、両親は、もはや子どもの異常な行動のために非難されることはなくなった。不幸なことに、一部の親たちは、ベッテルハイムの仮説が与えた罪の意識から本当に解放されるために、何十年もかかった。

原注1―原注3　アスペルガー症候群よりも古典的な自閉症に特有である症状。

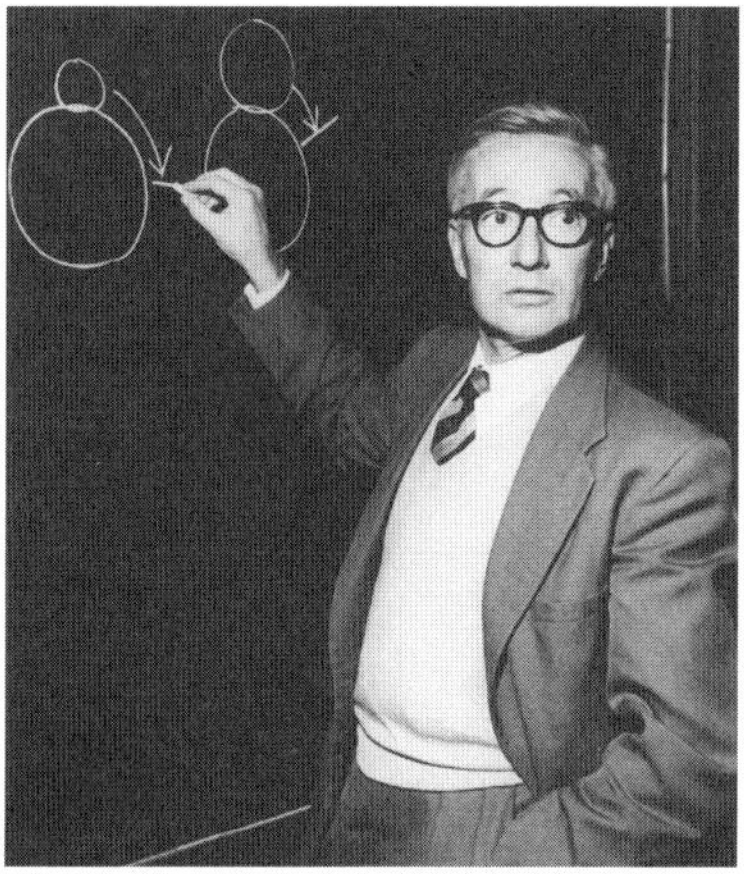

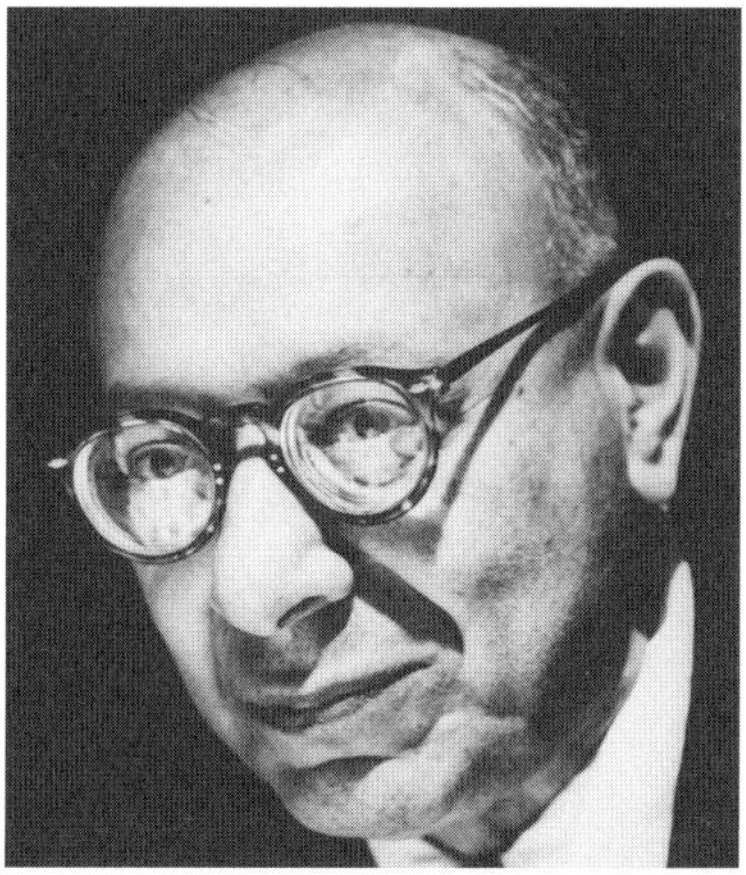

図2-3（右） ブルーノ・ベッテルハイム。彼の、不適切な親のかかわり方の結果が自閉症であるという仮説は論破されている。

図2-4（左） ノーベル賞受賞者のニコ・ティンバーゲン。彼は動物行動学（動物の行動）でノーベル賞を受賞したが、受賞記念講演では、自閉症は精神的トラウマの結果であると推測されると語った。この仮説はもはや支持されなくなっている。

ノーベル賞受賞者でオックスフォードを基盤とするニコ・ティンバーゲン（図2-4）は、母親との初期のアタッチメントを途絶させる情緒的なトラウマ（特に不安が強い子どもの場合、親の外出などでの短時間の分離を含む）が自閉症の原因であるだろうと推測し、1983年の書物でベッテルハイムの見方を強調した。多くの自閉症の子どもは高い社会的不安を示すので、ティンバーゲンの学説は支持されたが、自閉症はある種のトラウマによって引き起こされるという考えにはなんの証拠もなかった。そのうえ、賛否両論のある治療方法である〝抱っこ法〟（抱っこを促し、子どもの触られることや抱かれることへの嫌悪感を強引に打破する）を彼は支持したが、それは、抱っこにより社会的接触を強要するので、しばしば子どもを苦しめた。それは倫理的な観点からも疑問視された。

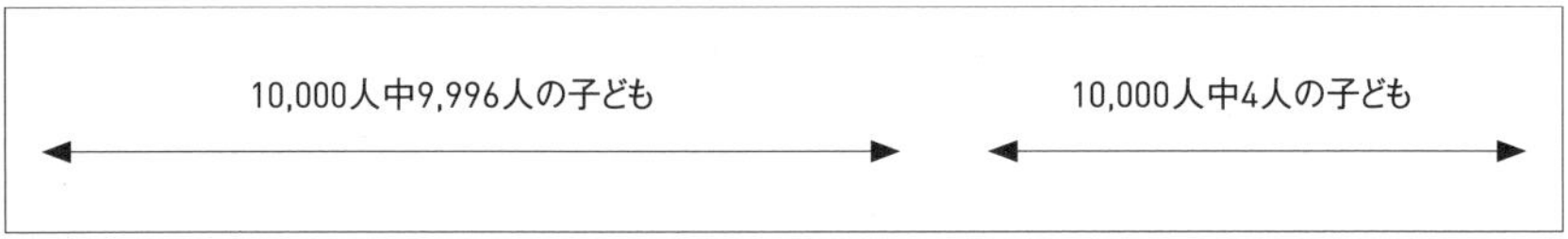

図2-5　まれで、大きく異なっている存在としての自閉症

ラターの研究は、ありがたいことに、自閉症は母親の冷たい対応によるものではないことを証明した。ラターの研究が自閉症は冷たい母性によるものでないことを示したにもかかわらず、手の届きにくい子どもというイメージは〝社会性の障害〟といった中核的症状とともに、これらの子どもについての多種多様なイメージを発展させた。彼らは野生児、捨て子、進化の逆行、ミッシングリンク、異星人などとさえ言われた。これらの見方はすべて事実無根のものであり、その後の何十年もの研究で、自閉症は神経学的な症状であることが確立した。

１９４３年から１９８０年代の間は、古典的な自閉症の子どもは一般の子どもとは大きく異なっており、まれで、重い障害があると見られていた。図2-5に示したように、二つのグループの間には、明らかな違いがあった。グレイゾーンはなかった。

スペクトラム（連続体）としての自閉症

ローナ・ウィング博士は、社会精神科医で、古典的な自閉症の娘（スージー）の親であり、英国自閉症協会（ＮＡＳ）を創設した親の一人でもある。彼女は、ロンドンのMedical Research Council（ＭＲＣ：医療審議会）の社会精神医学部門で働いている。彼女は、知的障害の出現率研究を指揮していた。彼女は、自閉症はスペクトラムであって分類することはできず、スペクトラムという視点に立ったら、自閉症の出現率は1万人に10〜20人（1〜2／1000人）であると示唆した。

それゆえに、自閉症はまれで分類可能な障害であるという見方が優勢だったときにも、ローナ・ウィング（図2-6）は、自閉症は連続的な状態でＩＱが70以下の（まさに古典的な自閉症の）子どもは500人に1人程度であると推定されると示唆していた。

ハンス・アスペルガー（図2-7）は、以下に示すような異なる特徴の子どもを抽出した。

- ■言葉の遅れのなさ
- ■ペダンティックな話し方
- ■早熟な言語発達
- ■狭い興味（たとえば、世界の国旗、天気図、鉄道の歴史など）
- ■同年齢の仲間よりも、大人との関係を好む傾向
- ■態度が横柄であったり、支配的だったりすること
- ■社会的に引っ込み思案であったり、もしくは、でしゃばったりするような風変わりさ
- ■物事を同じ方法で繰り返すことへの希求
- ■優れた細部への注意と記憶
- ■平均かそれ以上のＩＱ

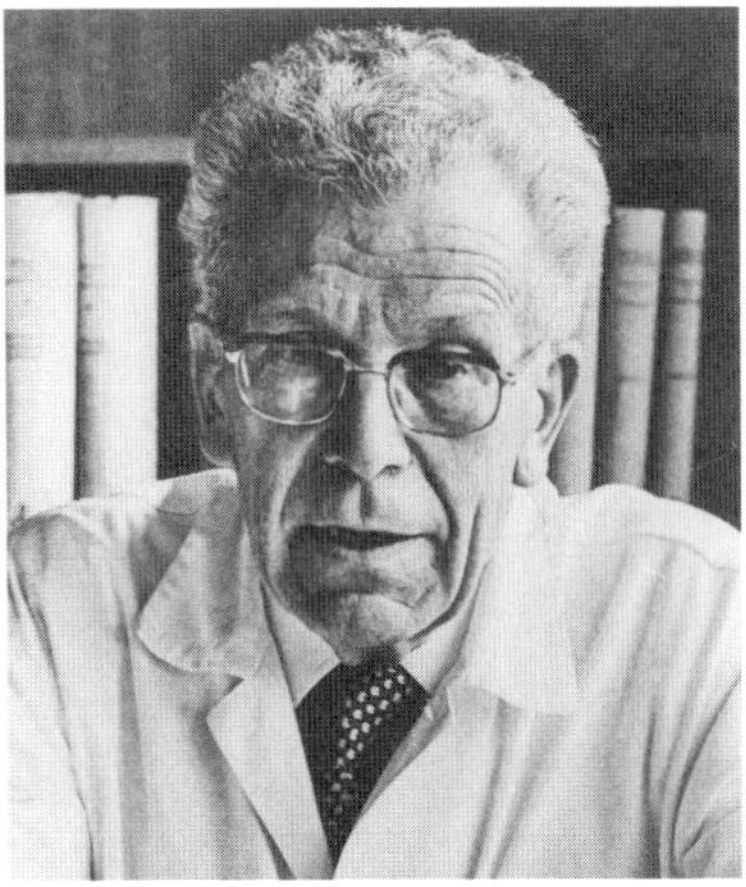
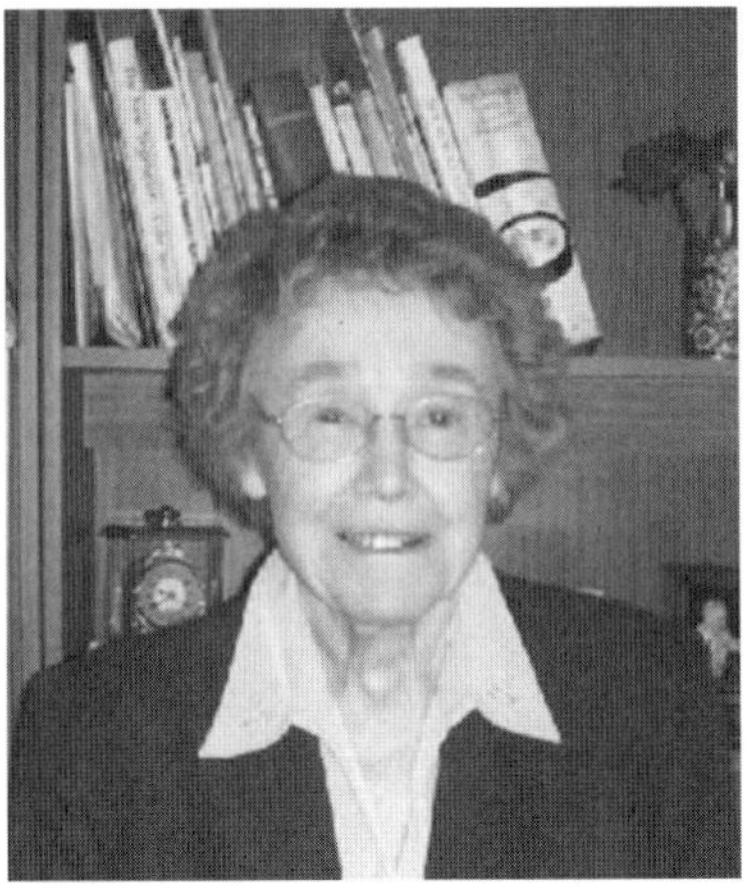

図2–6（右） ローナ・ウィング医学博士。自閉症はもっと一般的で連続的な特徴であると最初に示唆した。

図2–7（左） ハンス・アスペルガー教授、医学博士。自閉症の高機能群の子どもを最初に記述した。

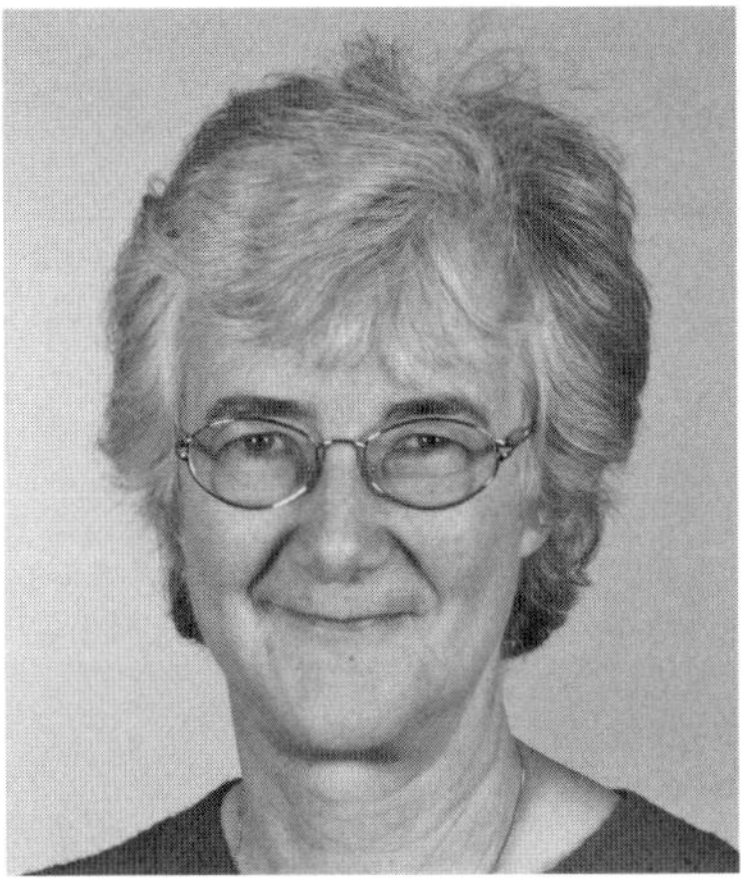
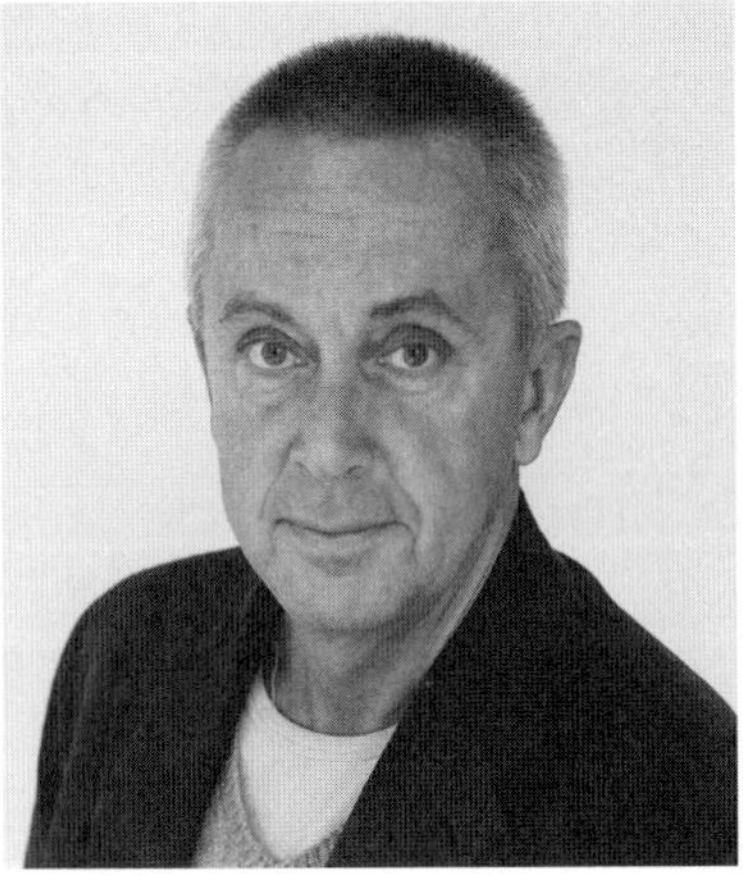

図2–8（右） クリストファー・ギルバーグ教授、医学博士。自閉症スペクトラムの最初の出現率研究を指揮した。

図2–9（左） ジリアン・バード医師、医学博士。南西イングランドにおけるASD出現率研究チームを指導し、1%の割合であると報告した。

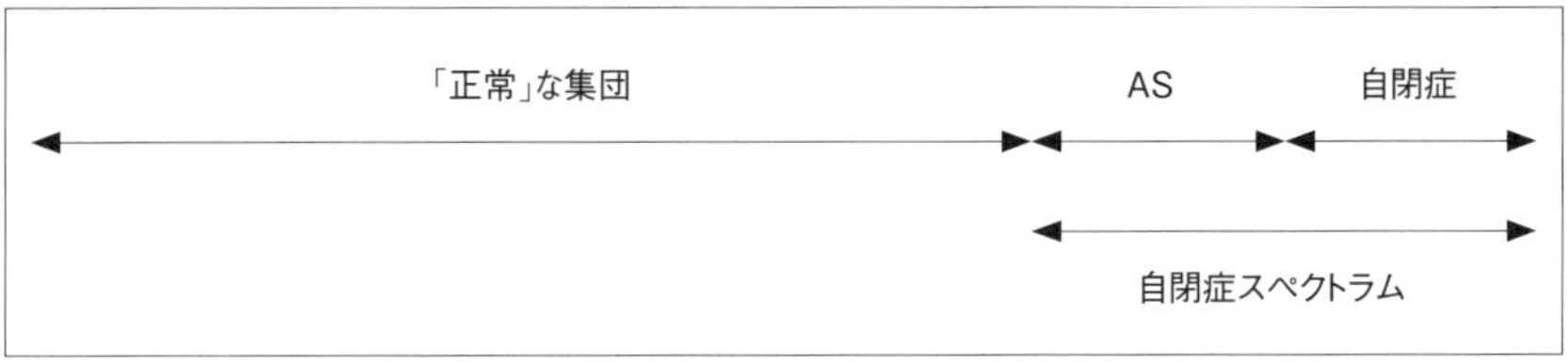

図2–10 正常の範囲の外にいる自閉症スペクトラム（AS：アスペルガー症候群のこと）

アスペルガーは１９４４年にオーストリアで仕事をしていたが、論文発表は、彼の母国語であるドイツ語でおこなったために、ローナ・ウィングが１９８１年にPsychological Medicineの論文の中で、アスペルガーの考え方を英語で世界に紹介するまでは、知られることはなかった。診断手順を決める国際委員会が、最終的にこのサブグループを認めたのは１９９４年だった（訳注１）。

スウェーデンでは、児童心理学者クリストファー・ギルバーグ（図2–8）が１９９３年に、３３０人に１人の割合でアスペルガー症候群を発見した。２００１年には、ケンブリッジ研究が、小学生の１６６人に１人が自閉症スペクトラムの状態にあると報告し、大西洋を越えて、ブリック・タウンシップでも似たような数字（１５０人に１人）が報告された。２００６年に、ロンドンのGuy's Hospitalに勤務する小児科医、ジリアン・バード（図2–9）は『ランセット』（訳注２）に、自閉症スペクトラム症状の診断と一致するのは人口の１％であると報告した。

ゆえに、１９９０年には、その状況は、図2–10のように描かれるようになった。

訳注１　１９９４年にアメリカ精神医学会の診断基準であるＤＳＭ—Ⅳに取り上げられた。ＷＨＯのＩＣＤ—10では１９９２年にすでに入っていた。

訳注２　国際的な医学雑誌。

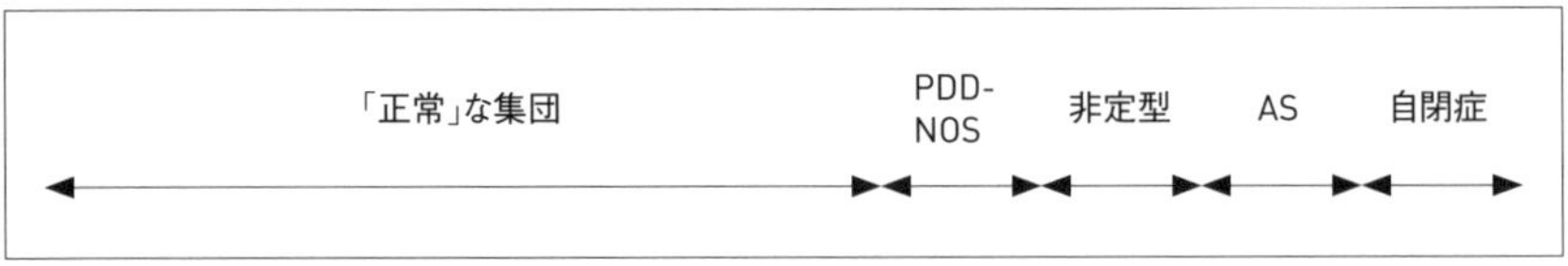

図2–11　二つのサブグループによる自閉症スペクトラムの拡大（AS：アスペルガー症候群、PDD-NOS：特定不能の広汎性発達障害のこと）

１９９０年代中ごろには、二つのサブグループが自閉症スペクトラムに加えられた（図２–11）。〝非定型自閉症〟（特徴の一部分だけを見せている）と〝ＰＤＤ–ＮＯＳ〟（特定不能の広汎性発達障害）（症状は中程度である）である。

この短い歴史が教えてくれるものは、自閉症出現率は固定的なものではなく、20年間に１万分の４人から１％へと25倍にも膨れ上がったことである。その結果は、以下のようなことに影響を与えた。

自閉症のカテゴリー的視点からスペクトラム的視点への転換

今日では、非常にまれなものではなく、もっと軽いものも含めて、われわれは自閉症についての認識を徐々に変えてきている。

よりよい認識、訓練、サービス

ほとんどの小児保健の専門家（たとえば、スピーチ・セラピスト、開業医、保健師、児童心理士、児童精神科医、小児科医）は、自閉症スペクトラムについて教育を受けるようになった。また、大都市だけでなく小さな町でも、アセスメントが行えるクリニックができて、以前よりもたくさんの子どもたちを診ることができるようになった。

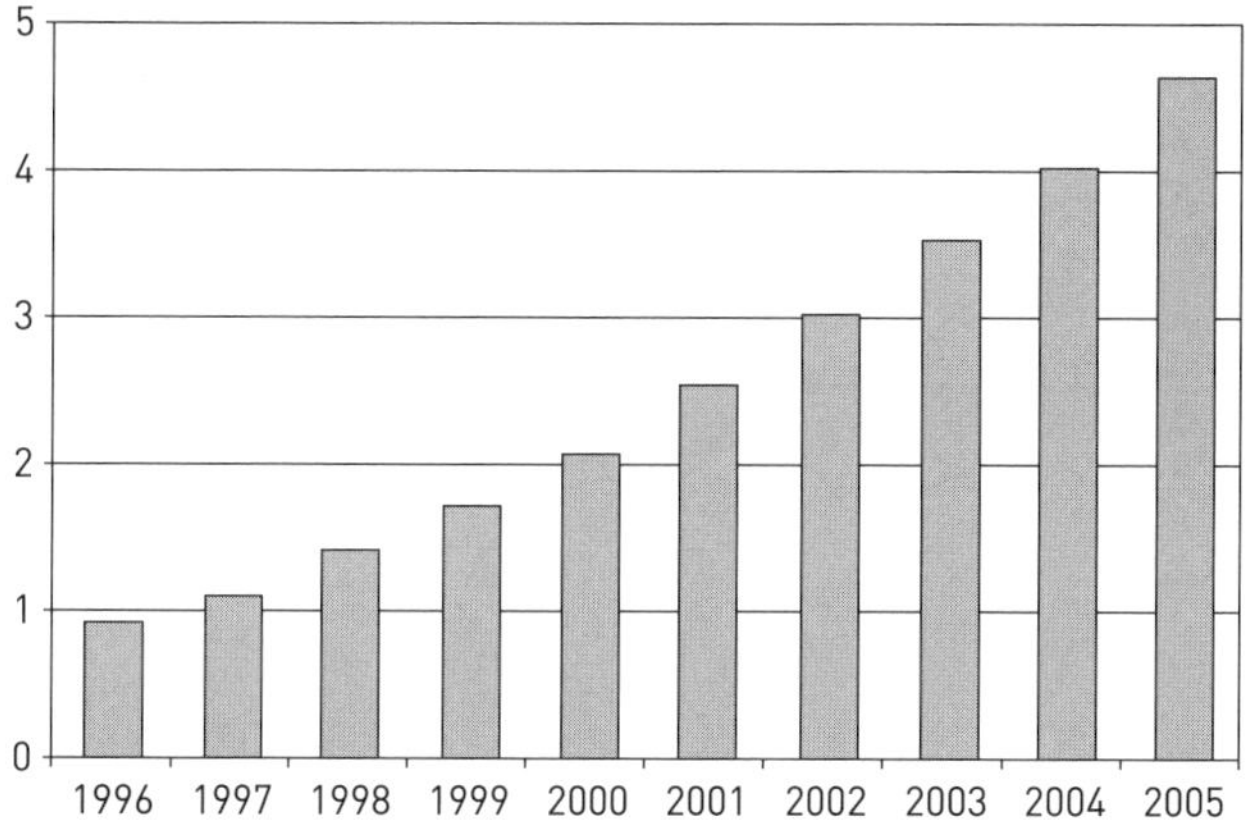

図2-12　1996〜2005年までに、アメリカで自閉症と診断された人の数（6〜11歳の子ども1000人あたりの出現率）。この素晴らしいグラフはインターネットで Eublides と名乗っている人物によって作成されたものである。自閉症と診断された子どもの数は、IDEA 第2部子ども統計の表1-9（2005）から引用し、アメリカに在住する6〜11歳人口の国勢調査結果をもとに算出している。国勢調査での人口統計は、すべての年で、9月のものを使っている（この情報は、慎重に検討されたわけではなく、割り引いて見なければならない情報ではあるが。しかし、自閉症スペクトラムの診断の割合は、大幅に増えてきているという事実については、実際の論議はされていない）。
http://en.wikipedia.org/wiki/Autism 参照

新しいサブグループを含むようになったこと

一昔前は古典的な自閉症だけだったが、さまざまなタイプの自閉症スペクトラム症状（アスペルガー症候群、非定型自閉症、特定不能の広汎性発達障害）が認識されるようになった。

有病率に関する論争

有病率の大幅な上昇は、環境や遺伝といった、他の要素の影響かもしれないという新しい主張が論議されている。たとえばアメリカでは、ある団体が、自閉症の原因はＭＭＲワクチン（麻疹、耳下腺炎、風疹の三種混合ワクチン）予防接種によって引き起こされ、このことがこの状態の割合の増加の原因であるという主張を続けている。これには、第六章で触れることにする。MMRが自閉症を引き起こす、あるいは、出現率を増加させるという、どんな有力な証拠もないと言えば十分である。

他の団体は、自閉症の子どもの脳への重金属(水銀)毒性を提案しながら、ワクチン自体に含まれるウイルスではなく、他のワクチンの基材としても用いられる水銀が障害を引き起こすと主張した。特に、このグループは、自閉症の子どもたちは、だれでも暴露されている水銀を"排出する"ことに遺伝的な機能不全があり、結果的に、これが血液によって脳に運ばれ、蓄積されると主張する。彼らは、自閉症の子どもの髪の毛にみられる水銀の総計は対照群よりも低かったということを述べて、それを証拠の一つとした。頭皮や髪の毛を通して脳から排出できないため、脳の中で溜まっていくにちがいないと主張した。この研究は、統制群の髪の毛の水銀値がノーマルレベルよりもかなり低いことが批判され、自閉症群というよりも、対照群について疑問が生じてくるものである。

有病率の増加については、より遺伝学的な説明ができる。自閉症の遺伝因子をもつ親が、前世代よりも、互いに出会い家庭をもつようになってきている可能性がある、という説である。この説は、自閉症は主に遺伝的であり(第六章で述べるように、ある意味ではもはや疑いようがない)、両方の親が自閉症の「リスク」遺伝子を受け継いでいる、と仮定するものである。これは、「アソータティブ・メイティング(assortative mating)」仮説と呼ばれており、「似たもの同士が結婚する」という意味である。この仮説に従えば、自閉症の子どもの両親は、彼ら自身は自閉症でなくても、自閉症の症状に関連する素質をもっている、ということになる。自閉症の子どもたちは知覚と記憶の点で、細部への特に優れた注意力をもち、彼らは、類別システムに強くひきつけられる（第五章で述べる）。これらのシステムは、たとえば、あるカテゴリーのものを集めること（おもちゃの汽車）や、数理的なパターンや、時刻表や、天気予報などであるだろう。彼らの両親は似たような特徴（細部への優れた注意力、システムへの強い関心）を有し、これらを使うことで仕事では非常に成功するだろう。有名な例は、自閉症の子どもをもつジムとマリアン・サイモン夫妻である。ジムとマリアンは、ともにマサチューセッツ工科大学の数学科を卒業し、ジムは、今日では18億USドルの価値がある、世界で最も成功した投資信託を設立した。彼の慈善基金は、いまや自閉症研究の価値ある事業に、資金助成をしている。

２００1年12月、*Wired Magazine*（雑誌）は、自閉症はカリフォルニアのシリコンバレーでより多く見られると報告した。ここでは、明らかに「システム化」の才能をもつ人たちが、生活や仕事に行くところで、ここで彼らはパートナーと出会い、結婚する。そのようなアソータティブ・メイティングが自閉症出現率の上昇に影響するかどうかは、はっきりはしていない。このアソータティブ・メイティング仮説を裏づけるいくつかの証拠は、自閉症の子どもたちの父親は技術的な分野（よりシステム化のスキルを必要とするであろう）で働く傾向が強く、これはまた、彼ら両方の家族の祖父にも当てはまることである。

経験的に、自閉症の割合は総人口の約1％に対して、シリコンバレーでは10％程度のようである。もし確認できれば、これは、アソータティブ・メイティング仮説と一致する強い証拠となる。慎重な見方をする人たちは、この仮説は、遺伝的変異は短時間（10年以上）ではなく、もっと長期（100年単位）で起こると論じている。しかしながら、結婚パターンの変化の結果、一世代のうちに出現率が変化する他の医学的疾患もある。しかし、アソータティブ・メイティングのどんな要素が出現率の上昇に影響を与えているかについては、まだ、十分にわかっていないことが多い。診断概念の広がりやそのほかの要因の影響も無視することはできず、今後の研究の成果が待たれるところである。

Measuring the autistic spectrum

第三章

自閉症スペクトラムの測定

Key Points キーポイント

■自閉症スペクトラム指数（Autism Spectrum Quotient：以下ＡＱ）は、４歳から成人までを対象にしたスクリーニング尺度である。個人の自閉症の特性（Autism Traits）がどの程度かを示すもので、診療で患者に用いるだけでなく、一般の人にも活用できる。ＡＱは、臨床的妥当性については検証が行われてきたが、疫学的調査（as a population screen）の実用性の観点からはまだ検討の余地が残る。つまり、この尺度で、自閉症スペクトラムの人の割合を正確に特定していくようなことも必要である。

■ＡＱには、児童版（AQ-C：The Autism Spectrum Quotient Children's Version）（訳注１）、青年版（The Adolescent AQ）がある。また、幼児期自閉症チェックリスト（The Q-CHAT：Quantitative Checklist for Autism in Toddlers）もある。〔これらは www.autismresearchcentre.com で自由にダウンロードできる〕

■あなたが保護者や専門家で、子どもや大人の自閉症スペクトラム症状の程度について把握したいのであれば、ＡＱを使うことができる。ＡＱを使うことで、総合的な診断アセスメントをする必要があるかどうかをすぐに判断できるだろう。高機能の人や自閉症スペクトラム症状の疑いのある人は、成人であれば、ＡＱでセルフチェックを行うことができ、自身の自閉症スペクトラム症状の程度を把握できるだろう。

■ただし、留意しなければならないのは、ＡＱの得点が高くても、それだけで診断を下すための根拠とはならない。ＡＱの得点に加えて、その個人がいくつかの面で「困難が生じている」といった証拠がなくてはならない（たとえば、いじめにあっている、もしくは抑うつ状態や高い水準で不安を示している、学業や仕事で力を十分に発揮できていないなど）。これらの条件が

訳注１　若林明雄教授による日本語版がある。

そろえば、専門家への紹介が行われる。診断アセスメントは、通常、訓練を受けた専門家（たとえば、訓練を受けた精神科医、小児科医、クリニカルサイコロジスト（訳注2）など）が、患者の子どもの頃をよく知っている人への問診を通して、実施する必要がある。

今日、自閉症スペクトラムの概念は、もはや、正常の範囲からどの程度離れているのかといった観点からは定義されることはなくなった。自閉症の特性を見る最も明確な方法は、自閉症スペクトラム指数（AQ）の結果を見ることである。AQは、質問紙形式のスクリーニング尺度で、親または本人が質問紙の項目に回答するものである（「児童版 The Child AQ、青年版 The Adolescent AQ がある。また、本人が回答する場合は、「高機能の」成人に限る）例として、表3‒1に成人版のAQの10項目を掲載した。また、巻末に補遺としてすべての項目を掲載した。

表3‒1については、質問項目の1、3、8、10に「当てはまらない」（もしくは「まったく当てはまらない」）なら、それぞれ1点で合計4点が与えられる。他の質問項目は、「当てはまる」（もしくは「とても当てはまる」）なら、それぞれ1点で合計6点が与えられる。この場合、10項目についてのAQ得点は10点となる。AQの項目は、すべてで50項目あるので、どのような人でも、AQ得点は0点から50点の間になる。多くの人でこの尺度を実施したら、AQ得点は〝正規分布〟と同じような結果となる。

訳注2　日本の臨床心理士とは異なる概念である。

表3-1　成人版のAQの10項目（若林、2003より引用）

1	何かするときは、1人でするよりも他の人と一緒にする方が好きだ
2	同じやり方を何度もくりかえし用いることが好きだ
3	何かを想像する時、映像（イメージ）を簡単に思い浮かべることができる
4	ほかのことがぜんぜん気にならなくなる（目に入らなくなる）くらい、何かに没頭してしまうことがよくある
5	他の人が気がつかないような小さい物音に気がつくことがよくある
6	車のナンバーや時刻表の数字などの一連の数字や、特に意味のない情報に注目する（こだわる）ことがよくある
7	自分ではていねいに話したつもりでも、話し方が失礼だと周囲の人から言われることがよくある
8	小説などの物語を読んでいるとき、登場人物がどのような人か（外見など）について、簡単にイメージすることができる
9	日付についてのこだわりがある
10	パーティーや会合などで、いろいろな人の会話についていくことが簡単にできる

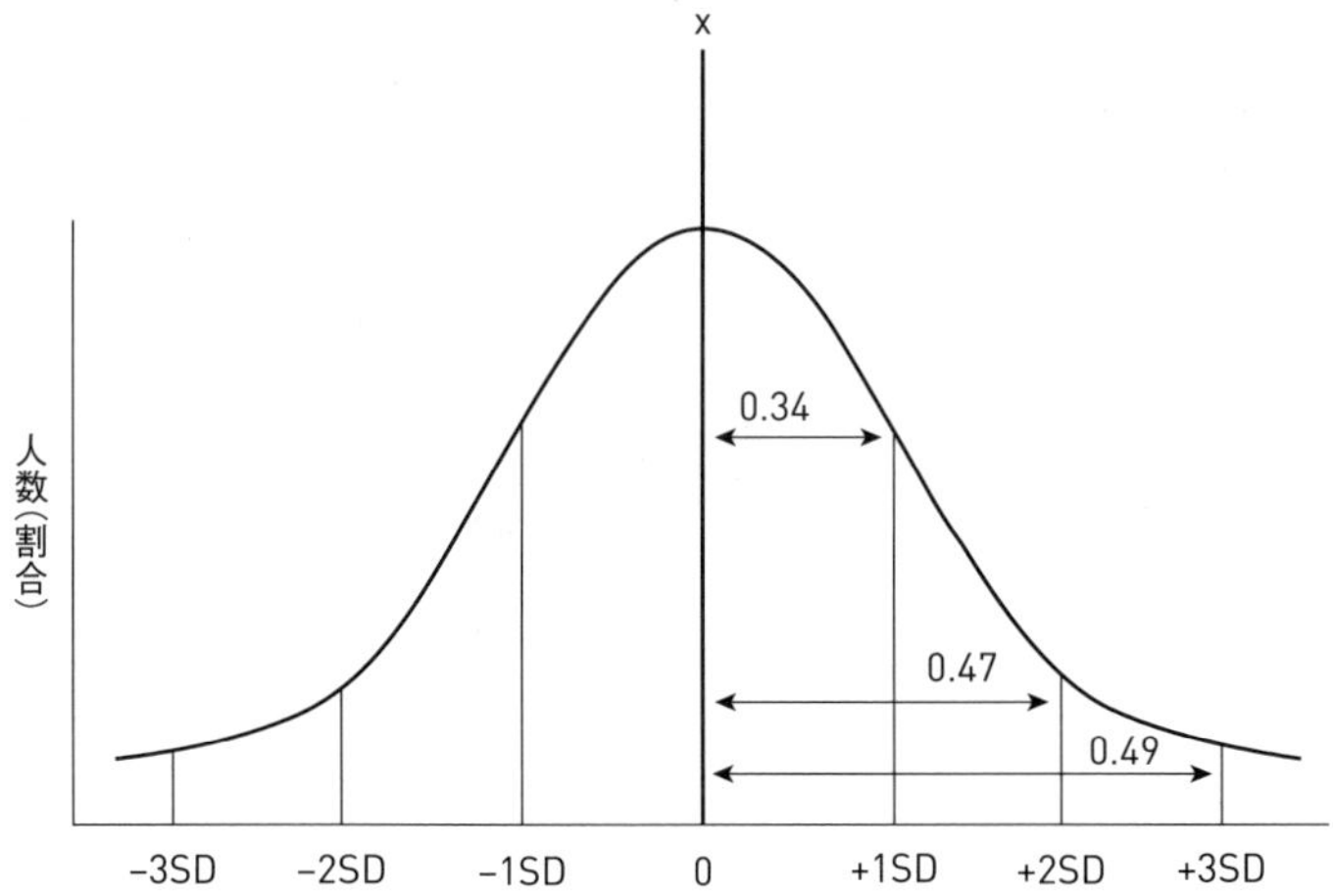

図3-1　正規分布曲線（釣鐘型）

正規分布は多くの特性や性質においてみられることだが膨らみのある曲線として描かれる。たとえば、身近なところでは「身長」といった身体的特性がそうであり、多くの人は分布の真ん中に位置して、分布の端の方は人数が少なくなっていく（つまり、とても大きい人やとても小さい人は、かなり人数が少ないことになる）。同じように、ＩＱを見てみても、標準的なＩＱの人、つまり分布の真ん中に位置する人はとても多くいるが、端にいくごとに人数が減っていく。ＡＱにおいても、自閉症の特性は正規分布を示すのである。

図３−１には、正規分布のグラフを示した。全体の中で（母集団において）ちょうど真ん中が「平均」もしくは「標準」となる（平均はＸで表記した）。Ｘの両側には、標準偏差（ＳＤ）を表す垂直線が引かれている。慣例では、平均から１ＳＤ以内の範囲を「平均の範囲」と定義する。図３−１を見てみると、平均の範囲の上半分と下半分は、それぞれ34％となる。つまり、「平均」「標準」「普通」といった言葉の利用しやすい定義は、その集団における68％ということになる。

平均の範囲を平均から２ＳＤ以内とする人たちもいる。平均から２ＳＤ以内の人は、グラフを見てみると94％ということになる（平均から上半分が47％、下半分が47％）。われわれは臨床的にこの定義を採用するのをためらってしまう。この広い平均の範囲の外側に該当した場合（つまり、両端の３％に入ってしまったとき）は、著しく平均から外れているケースになってしまう。

では、一般の人たち（母集団）の自閉症の特性が正規分布を示すということは何を意味してい

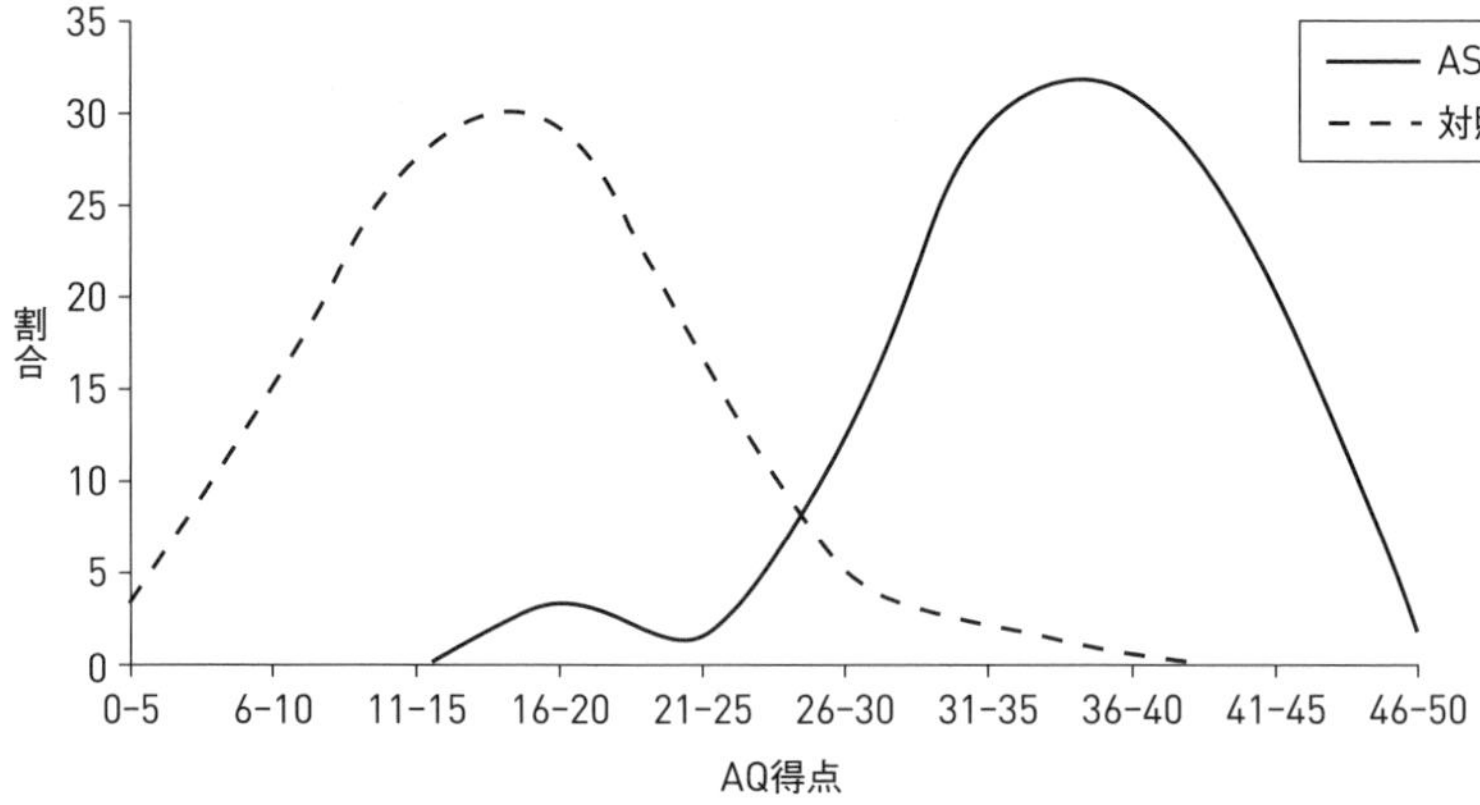

図3-2　自閉症スペクトラム症状と診断されたグループと定型的な調整群とのAQ得点の比較

るのだろうか。図3-2を見ると、われわれはみな、多かれ少なかれ、自閉症の特性をもっていることがわかる（ちょうど、われわれがみな、いろいろな身長であるかのように）。AQ尺度は、0点（最小点）から50点（最高点）までとなる。自閉症スペクトラムの診断がつかないほとんどの人は、0点から25点の間におさまる（点線）。通常の集団の平均値は16点になり（1SDは3点）、平均の範囲を平均値から2SD以内とすれば、10点から23点が「平均」の範囲ということになる。

また、図3-2を見てみると、自閉症スペクトラム症状（Autism Spectrum Condition：ASC）のある人の大部分（図の連続線のグラフ）は、26点から50点に位置していることがわかる。ASCの人の80%は32点を、99%は26点を超えている。以上のことから、一般の人の93%はAQの数値が平均の範囲に収まり、ASCの人の99%はAQの数値が高い範囲にあることが分かり、AQの数値を用いると、健常のグループとASCのグループをきれいに区分することができるのである。

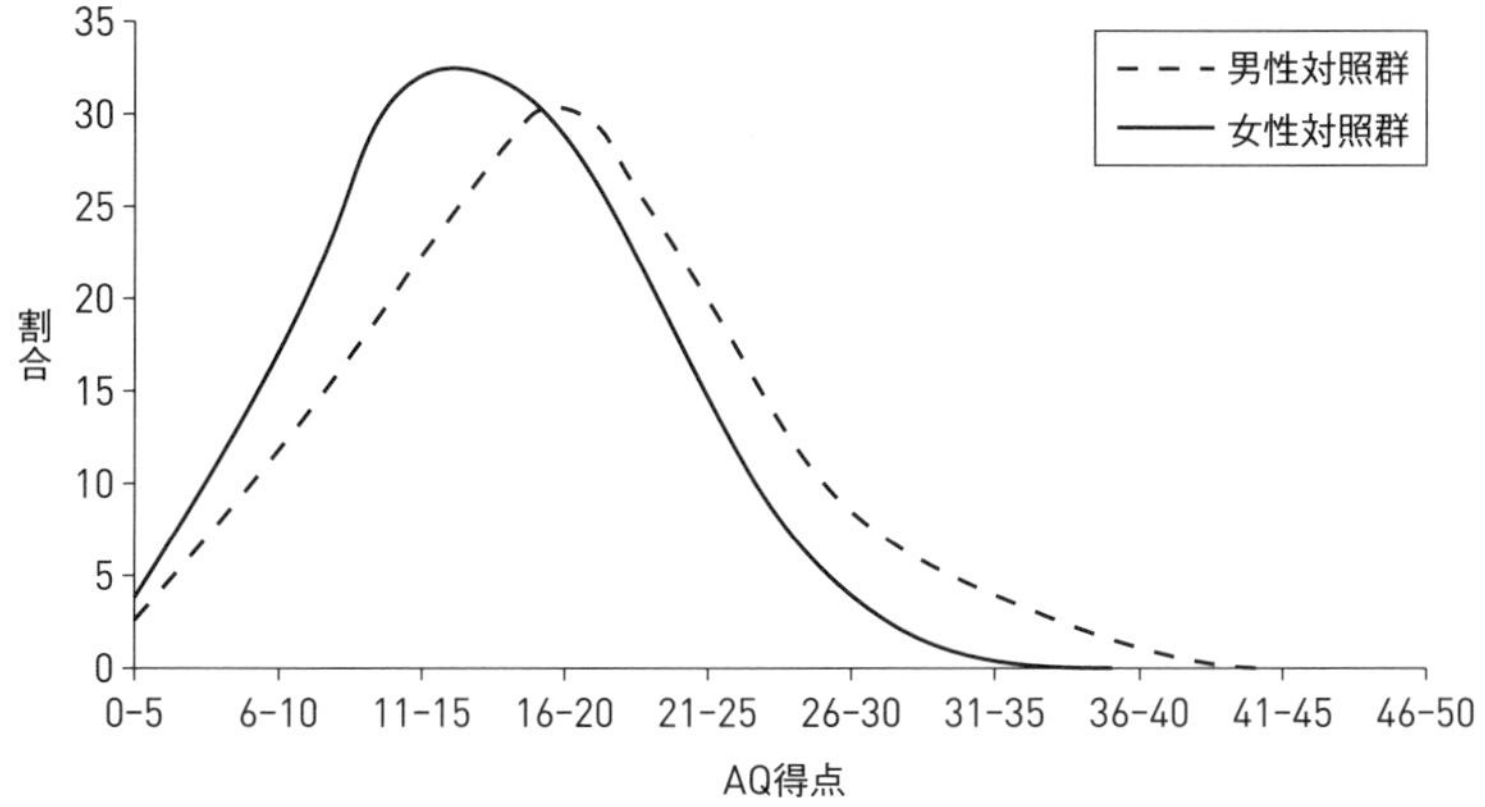

図3-3　一般人口におけるAQの性差

しかし、少しばかりオーバーラップも見られる。つまり、診断がないのにAQ値が高い人、また、ASCの診断があるのにAQ値が平均の範囲におさまっている人もいるということだ。このことから、肝に銘じなければならないことは、AQは診断を行うための道具ではなく、スクリーニングのための道具であり、診断を行うためには、AQの数値だけでなく、その個人がある程度困難を抱えている状態であることも考慮しなければならないということである。また、自閉症スペクトラム症状があるということは重要な医学的診断であり、安易なものではない。したがって、同じAQの得点の人が2人いても、1人は診断が必要かもしれないが、もう1人のほうは必要ないかもしれない。診断が必要かどうかは、その人が受けている支援の程度、知的障害や言語障害の並存状況といった他の要因もかかわってくるだろう。

AQには少しばかりの個人差も見られる。図3-3には、一般の人のデータを性別ごとに示したが、男性のほうが女性よりもAQの数値は高かった（ただし、統計的に有意ではないが）。平均値でみると、男性が17点、女性が15点であり、2点の差が見られた。この結果はわれわれに重要なことを教えてくれる。自閉症スペクトラム症状は男女共通して見られるということである（男女比は、古典的な自閉症は4：1、アスペルガー症候群では9：1とされていた）。一般の人において、生まれもって男性は女性よりも自閉症の特性をもっており、そのことは、人がもっている多くの自閉症の特性が、性に関連した生物学的要因（遺伝子またはホルモン、もしくはその両方）に関係していること示している。この点に関しては、自閉症とアスペルガー症候群の生物学的原因をまとめた第六章で再度述べよう。

ここまでのことをまとめると、自閉症スペクトラム症状のある人はＡＱの数値がとても高くなることがわかり、一般の人ではＡＱの数値に男女差があるということがわかった。また、他のグループについても調べることができた。たとえば、自閉症スペクトラム症状のある子どもの親や兄弟のＡＱの数値は、自閉症スペクトラム症状のあるグループと一般の人との中

表3-2　一般人口中のグループごとの平均 AQ 値の違い

グループ	AQ スコア
自閉症スペクトラム症状のある人	32+
「広義の自閉症の表現型」である親きょうだい（巻末注6-2）	26
男性	17
女性	15

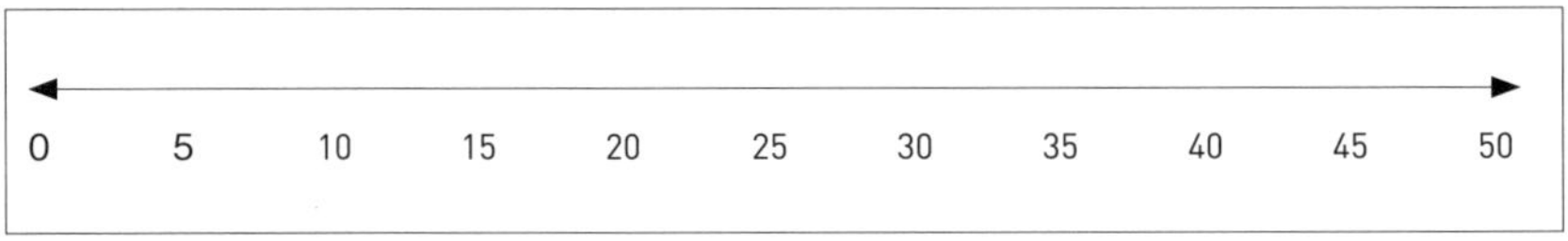

図3-4　新しい概念：自閉症の特徴は人口の全体にわたって一直線上にのびている
（尺度は診断ではなく、AQ の得点を示す）

間くらいの得点であった。これも表3-2に示した。

ＡＱは連続的な分布をしているが、その一方で、さまざまな要因がＡＱの数値を高めている可能性もある（生物学的な性別や自閉症やアスペルガー症候群に関連する遺伝子など）。一般の人と連続体であるといった自閉症スペクトラムの新しい概念は、図3-4のように示すことができる。

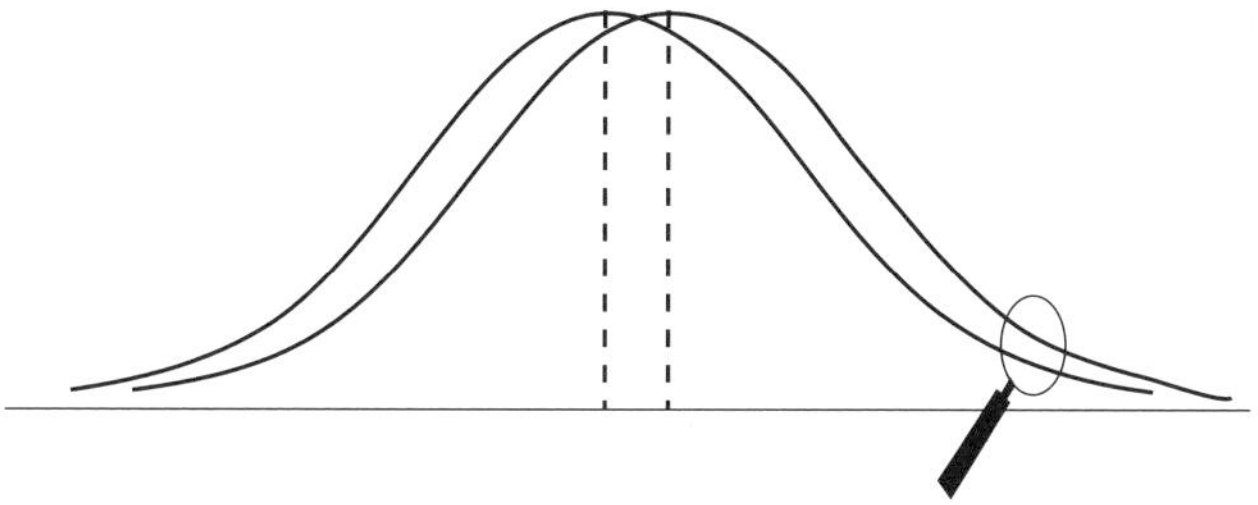

図3–5　二つのグループ（例えば男女）の平均値が違うとき

なぜ、男性のほうが自閉症やアスペルガー症候群の診断を多く受けるのか？

ハーバードのサイコロジストのスティーブン・ピンカーは、われわれに正規分布についての驚くべき数学的特性について教えてくれた。二つのグループ（男性と女性など）の平均値が少しでも違っていれば、曲線の斜面が落ちていく比率のために、正規分布の端のほうでは、グループ間の差はとても大きくなるのだ。したがって、たとえば身長を見てみると、男女で平均が3インチ（7・62センチメートル）違えば、5フィート10インチ（177・8センチメートル）の身長の人の男女の割合は、30対1になってしまう。それが2インチ（5・08センチメートル）高くなり、6フィート

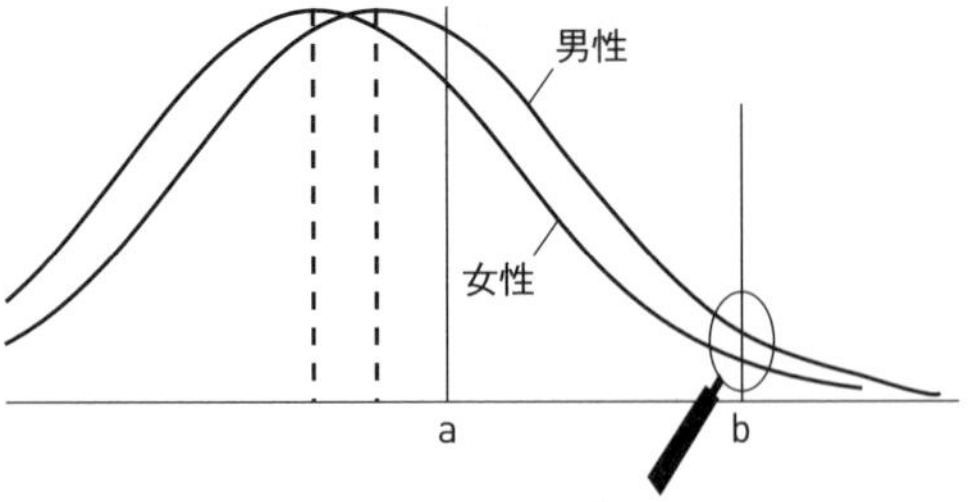

図3-6　正規分布の端bと平均に近いaとでは、二つのグループ（例えば男女）の差はとても大きくなる（この現象は、正規分布の曲線が、平均からの距離が2乗になる負の指数関数にしたがって下降していくためである）

（182・88センチメートル）の身長の人になれば、なんと、男女差は2000対1になってしまう。

図3-6では、拡大鏡を使って見ることで、何が起きているのか知ることができる。今、これを見て明確なことは、端に行くにつれ、男女差は広がっていくということである。これは確かな統計特性であるので（正規分布の特徴がある連続データであるなら、この統計ルールは適用される）、身長や血圧といった生理的指標だけでなく、自閉症の特性にも同じように当てはまることである。

このように自閉症の特性の測定結果を詳細に分析することによって、自閉症の本質の範囲を見出すことができる。しかし、自閉症やアスペルガー症候群の診断は連続体ではなく、カテゴリー分類のままである。この点については、次章で取り上げよう。

Making the diagnosis

第四章

診断について

Key Points キーポイント

- 自閉症とアスペルガー症候群の診断は、しばしば複数の専門家からなるチームで行われ、通常は、面接と行動観察などで2、3時間を要する。古典的な自閉症は3歳までに診断されることが多く、1歳6か月くらいの早い時期でも診断できる場合がある。アスペルガー症候群は、6歳までに診断されないこともしばしばである。さらに診断が遅くなることも多く、時には大人になって初めて診断される場合もある。
- 将来的には、生物学的マーカーが客観的な診断を可能にしてくれるだろう。ただし、生物学的診断テストでどのようなことが言えても、そのテストが優れた特異度（自閉症スペクトラム症状と他の疾患をどれぐらい正確に鑑別できるか）と感度（どれぐらいの数を正確に診断し、どれぐらいの数を見逃し、どれぐらいの数を間違って診断するか）を有しているかどうかを検証していく必要があるだろう。
- 診断は、たんなるラベルではなく、個人が必要としている支援サービスにつながるようなパスポートの役割を果たしてくれるとき、はじめて価値が出てくるものである。

自閉症スペクトラム障害の診断の視点

すでに、自閉症やアスペルガー症候群の歴史には軽く触れ、自閉症の特性を連続体の概念として紹介した。しかし、読者がすぐにでも知りたいことは、診断をどこでしてもらうのか、医師に何を期待すべきなのかということであろう。世界各国にある自閉症とアスペルガー症候群に関する組織や機関（訳注1）に問い合わせてみると、地域の医療機関を紹介してくれるだろう。自閉症やアスペルガー症候群が疑われる子どもの親でも、アスペルガー症候群でないかと疑問に思っている本人でも、診断は、三つの視点に沿って聴き取りが行われ、情報が集められる。そのアセスメントには、次のようなある程度決まった聴き取りのフォーマットがある。

著しい社会性の障害が見られる

専門家（児童精神科医、クリニカルサイコロジスト（訳注2）、エデュケーショナル・サイコロジスト（訳注3）、小児科医や他の保健に関わる専門家など）は診断のための聴き取りを行うが、次のような質問をするだろう（必ずしもこれに限ったわけではないが参考のためリスト化した）。

- 友達を作ったり、友達関係を維持したりすることができるか？
- 他者の気持ちを適切に理解し、応答していくことができるか？
- 大きな集団に参加することができるか？（1対1の個別のかかわりではなく）
- 人間関係で引きこもってはいないか？
- 他者の考えや意図を誤解してしまうことが多いか？
- 適切にアイコンタクトができるか？（あまりに長い時間見つめすぎたり、チラッとしか視線を合わせなかったり、不適切なときに見つめたりしてはいないか？）
- 対人意識や〝人への配慮〟に欠けていないか？

訳注1　日本では、自治体の発達障害者支援センターや日本自閉症協会など。

訳注2・訳注3　日本の臨床心理士や学校心理士とは異なる概念で、日本のものよりもさらに専門的資格である。

■相手がどのように感じるか、どのような印象を与えるのか、気にしているか？
■自然に他者を慰めたり、元気づけたりできているか？
■わずかな手がかりだけでも、他者の気持ちを汲み取れるか？（〝泣いている〟などわかりやすい手がかりではなく、喜んでいるふりをしているといったような微妙な手がかり）
■2歳くらいまでに、共同注意は遅れていなかったか？（他者が見ているところを見る、関心事を指でさし示して教える、他者が指さしたところを見るなど）
■いつも独りでいるほうが心地よいか？

最後の二つの質問の例は、幼児期から現在までのその人の発達過程を通して、社会性の困難が一貫して見られたかどうかを調べるためにある。

コミュニケーションの障害

第一章で触れたが、社会性の困難とコミュニケーションスキルの困難をきっちりと区別することは難しい。しかし、診断を行うにあたっては、医師などの専門家は、これらを分けて考えようとする。問診では、おおよそ次のような質問がされるだろう。

■言葉をあまりにも〝文字通り〟に理解してしまうか？
■冗談やからかい、皮肉、比喩表現など、字義通りではない言葉を理解することが難しくはないか？

■語彙や統語などの言語能力と〝語用〟の言語能力に大きな乖離はないか？（語用とは、社会的文脈に応じて適切に言葉を理解したり、用いたりする力のこと）

■社会的状況にはそぐわない不適切な言動を頻繁にしてしまうことがあるか？（失礼なことを言ってしまうこと）

■話をするときに（もしくはE-mailや文章を書くときに）、あまりにも情報量が〝少なかったり〟、逆に〝多すぎたり〟してしまわないか？　聞き手が知る必要があるものを判断するには、聞き手の視点に立って考えることができなければならない。

■ひとりで長々と話してしまうなど、相手との言葉の〝やりとり〟に困難を示していないか？（相手が飽き飽きしていることがわからないようなこと）

■言語発達に〝遅れ〟はなかったか？（第一章でも触れたが、古典的な自閉症とアスペルガー症候群を区別するには、言語発達の遅れのチェックが必要となる）。言語発達の遅れとは、2歳までに発語がない、3歳までに文（2語文）がでないということである。

■言語発達には異常がなかったか？　たとえば、初めて出た言葉が、非常にまれであったり、独特なものであったりするなどはなかったか？

限局された、異常な、強い興味・関心や反復行動

この点に関しては、医師などの専門家は次のような質問をするだろう（これに限ったわけではないが）。

- ほかのことには気を留めず、生活全体を通して、毎日何時間も、あまり一般的とはいえないことが気になって、一つの動きや興味あることに〝没頭する〟傾向をもっていないか？
- ある特定の分野についてかなり博識ではないか？（訳注1）
- 新たな活動に切りかえさせようとしてもそれが不可能なほど、その分野は〝強迫的な〟性質をもっていないか？
- 同じことを同じやり方で、繰り返してやりたがることはあるか？　たとえば、家にある物をいつも同じ場所に置きたがり、誰かが動かしてしまうと混乱してしまう。もしくは、学校や職場にいつも同じルートで通う、何かするときに頑なに同じ手順を守ろうとするなど。
- 自分の日課や生活習慣を変えたり、それと違うことをしなければならなかったりするときに、とても動揺してしまうことはないか？
- 新しいことを始めるときでも、自分なりの〝同じ〟やり方を頑なに通そうとすることはないか？
- 〝同じ〟服、〝同じ〟食べ物、〝同じ〟場所に固執してしまうことはないか？
- 変化を嫌がることはあるか？

これらの項目のうち最後のほうは、自閉症やアスペルガー症候群の核心的なところであると考える。カナーは、これらの人に〝同一性への希求〟（*need for sameness*）があることを見出し

訳注1　○○博士などと呼ばれることがある。

た。また、彼は、それを〝変化への抵抗〟（resistance to change）と表現した。Ⅰ型糖尿病（若年型）で血糖値レベルが急上昇すると苦しくなってしまうのと同じように、自閉症やアスペルガー症候群のある人も、予期せぬ変化に出くわすと動揺し、混乱してしまう。第五章では、この兆候を、周りで起こる出来事を〝システム化〟し、予測可能なものにしようとする強い動機の点から説明した。予期できぬことが起きると、自閉症やアスペルガー症候群の人は、パニックになったり、引きこもってしまったり、避けようとしたりする。また、自分にとって予測可能なものにしようとするあまり、自分自身の決まり切ったパターンの行動を取ることにこだわってしまうだろう。

これらの三つの領域においてその人が有意に異常レベルを示すかどうか、そして、その三つの領域の困難が日常生活において障害となっているかどうかを調べるために、構造化面接は行われる（訳注2）。面接での聴き取りに加えて、他の異常行動などを調べるために、直接、行動観察も行われる。

標準化された診断手法

子どもの診断の際には、〝自閉症診断面接〟（*Autism Diagnostic Interview*：ＡＤＩ）や〝自閉症診断観察尺度〟（*The Autism Diagnostic Observational Schedule*：ＡＤＯＳ）のような標準化されたアセスメント方法を用いることがある。これらの方法は、ロンドンのマイケル・ラターやミシガン州のキャシー・ロードによって開発されたもので、ときには診断の際の〝ゴールド・スタンダード〟（最も基本的な基準）といわれている。この方法を用いるには、専門家は1週間ほどのトレー

訳注2　前述のような質問項目や設定が決まっている面接のこと。

ニングを受けなければならない。訓練中も終了時も、訓練生は、どの程度正確に診断の仕方を身につけたかを評価される。たとえば、他の訓練生との一致率で、どの程度信頼できるかどうかを見るなど。

このように診断方法を標準化することは重要な試みだった。なぜなら、以前はそういったものは、「臨床的判断」または医師の意見がすべてであったからである。しかし、最近の研究では、これらの方法は臨床的意見が伴ってしまったときには、的確に機能するスタンダードではないことを示している。というのは、もともとはこのような方法によって客観的な診断となることを期待していたのだが、実際はアスペルガー症候群のケースを見逃してしまうことがあり、実現しなかったのである。また、これらは成人の評価にはあまり役に立たない。成人の評価のためには、〝成人用アスペルガーアセスメント〟(the *Adult Asperger Assessment*：AAA)のような標準化された方法もいくつかあるが。ローナ・ウィング博士は、他の有効な方法として〝社会性・コミュニケーション障害のための診断インタビュー〟(the *Diagnostic Instrument for Social and Communication Disorders*：DISCO)というアセスメント方法を開発した。

私は、いつの日か、いくばかりかの主観的要素を含む臨床インタビューだけに頼らない正確な診断ができるようになることを望む。それは、血液や身体組織や細胞を調べることでわかる、特定の生物学的マーカーあるいはマーカーの組み合せ(たとえば、特異的な遺伝子異常の組み合せ、もしくは特異的なたんぱく質レベルの組み合せ)に基づく診断である。しかし、現状では、自閉症やアスペルガー症候群に関するこれらの生物学的マーカーは見つかっていないので、今のところは行動観察と面接（問診）に基づく診断に頼らざるを得ない。

知能検査（ＩＱ）や心理・教育アセスメント

ＩＱ値が平均かそれ以上の水準であること、すなわち全般的知的水準の遅れがないことがアスペルガー症候群の診断には重要であるので、医療・臨床機関では総体的なＩＱの水準を測定することはとても大切である。第二章では、臨床家にとってＩＱの水準が診断の下位分類を決定するのに大きな役割を果たすことを論じた。また、知能検査（ＩＱの査定）は、予後を予測する非常に強い指標であり、さらに、知能検査で見えてくる特異的なプロフィール（視覚空間能力の強さや言語面の困難など）は、子どもの個別教育プログラムを作成するために使うことができるので重要である。

子どもにとって知能検査は、言語能力（理解言語、表出言語）を測定するものとして大切である（思い出してほしいのだが、アスペルガー症候群は言語の遅れがない場合に診断される）。言語発達の遅れの程度を把握することで、古典的な自閉症の子どもには言語療法のような指導方法を行うかどうかが検討されるだろう。医療機関では、医者は、診断のためというよりも、その人特有の長所や困難な点を調べるために、いくつかの他の心理テスト（たとえば、日常生活の計画的な遂行能力や記憶などを測るもの）も行うだろう。

自閉症スペクトラムの診断

診断を受けに行く時に期待すること

医療機関では、さまざまな専門からなるチームで診断アセスメントを行う。さまざまな専門家が、あなたやあなたの子どもに面接や行動観察を行う。先にも述べたが、専門家とは、児童精神科医、クリニカルサイコロジスト(訳注1)、スピーチセラピスト、エデュケーショナル・サイコロジスト(訳注2)、小児科医や関連する他の専門家(たとえば神経科医のような)である。これらの専門家は、時には、患者が気分的に圧倒されてしまわないように、事前に説明し、同意を得てから、マジックミラー越しに行動観察していくこともある。

一般的には、診断アセスメントはすくなくとも2~3時間、医療機関によっては休憩も入れて丸一日かかる場合もある。診断アセスメントの後に、診断チームは、その日のうちに結果を伝えることもあるので(場合によっては診断名も)、そのときに、診断チームに対して質問をしていろいろと聞くとよいだろう。つまり、専門家からアドバイスを聞くことで、自身の利益につながるようにしていくのである。

診断を受けた後に起きること

「お子さんは自閉症です」「あなたは、アスペルガー症候群だと考えられます」と言われたときに、人々はさまざまな反応を示す。いつも感じていて予想していたと捉える人もいれば、適切な支援が得られる道標となったと感じる人もいる。一方で、遺伝的で脳機能の発達の問題

訳注1・訳注2　日本の臨床心理士や学校心理士とは異なる概念で、日本のものよりもさらに専門的資格である。

（第六章参照）と知ってショックを受けてしまう人もいる。時には、将来についての希望が失われると、このショックの感情は悲哀の感情に変化する。診断を受けて、適応の段階に至るまでの期間は、人によってさまざまである。

診断の後、医者や専門家は、イギリスであれば英国自閉症協会（NAS）、アメリカであればアメリカ自閉症協会（ASA）を紹介するだろう。これらの機関はたいてい保護者が先導して設立し、多くの国で、特別支援学校や成人のデイサービス、授産施設、就労サービス、ソーシャルグループ、余暇グループなどのサービスを運営するパワフルな運動団体となっている場合がある。

自閉症スペクトラム症状のある多くの人は、診断書を前向きにうけとめることが可能である。それは、その人が典型的ではない脳の発達をしていることを述べている文書である。アスペルガー症候群のある人たちの言い方で言えば、自分たちは「神経学的に定型発達」ではないということだ。第五章でも述べるが、自閉症やアスペルガー症候群の心理学的側面には、困難な領域とともに、強い領域も見られる。困難（社会性やコミュニケーションの際の）は、それを最小限にできるような環境選択を行わない限り、障害となってしまうだろう。だがしかし、強いところ（細部への注目や何時間も一つのトピックに集中できること、一つのことを極められること、ある特定の活動に系統立てて取り組めることなど）に関しては、教育や仕事、趣味などに効果的に活かすことができるなら、とても大きな長所になるだろう。

何歳から診断は可能か？

自閉症は1歳6か月までに診断が可能である。多くのクリニックは、それが可能であるとは気づいていないが、研究結果からはＡＤＩやＡＤＯＳのような確立された手法を用いることで、その時期に後の診断を予測できることが示されている。

保健師や一般の開業医は、乳幼児期自閉症チェックリスト（ＣＨＡＴ）のようなスクリーニング方法を用いる。ＣＨＡＴは、定型発達の乳幼児が示す行動（共同注意など）の欠如だけでなく、乳幼児ではあまり見られない行動の出現（何時間も体を前後に揺らすロッキング行動など）などをチェックすることができる。ＣＨＡＴは、修正版ＣＨＡＴ（Ｍ－ＣＨＡＴ; Modified－ＣＨＡＴ）や定量分析ＣＨＡＴ（Ｑ－ＣＨＡＴ; Quantitative－ＣＨＡＴ）として修正版が出されている（後者についてはhttp://utismresearchcentre.comを参照）。これらの尺度は、診断を行うためのものではなく、今後、しっかりとした診断アセスメントが必要となるかどうかの指針を与えるものである。

うちの子は伸びるのだろうか？　大人になったとき、どうなってしまうのか？

自閉症やアスペルガー症候群の特性は、脳の性質が影響しているものであるので、一生を通して見られる。脳は変化し順応していくものであるとはいうものの、結局は自閉症やアスペルガー症候群の中核的特性はその人の一部として在り続ける。アスペルガー症候群のケースでは、その障害はその人のパーソナリティの一部分としてみなすことができる。自身のパーソナリティを必要に応じて周りの世界に適応させることは可能だろうが、結局は、パーソナリティはその人そのもので、中核的側面（過度な細部への注目、感覚過敏性など）は、根本的には一生を通して変化しにくい。ただし、何人かの人々においては、ソーシャルスキルは、年齢と経験によって、さまざまに変化することもある。

後に診断が必要なくなることがあるのか？

診断を受けた人が、生涯を通じて診断が必要なわけではない。診断がなされるときというのは、その人の人生で、さまざまな困難に出くわし、支援や援助を受けるために、診断が必要となったという特別な一時点を捉えたものである。

たとえば、アスペルガー症候群の人では、人間関係の圧力や通常の大集団での教育などに対処することが難しい10代の時期だけ、診断が必要であったということもある。このような人でも、大人になったときには、うまくやれていると感じることができ、自身が成長できる環境が見つかり、もはや診断は必要としなくなったというケースもあった。私は、これまでASDであるという診断を求める人々にも出会ったし、診断がつかないことを求める人々にも出会ってきた。前者も後者もどちらも、その様子は妥当なことであるのだが、どちらも再アセスメントを必要としている人であることに変わりはない。自閉症の特性のおかげで、その人が日常生活に支障をきたしているかどうか、十分に対処できているかどうかをチェックしていくことは必要である。日常生活で支障をきたしていない場合は、診断はいらなくなるだろう。診断を取り除くかどうかについても、医者や専門家はチームで協議して検討していく必要があるといえる。

古典的な自閉症においては、診断は生涯にわたって必要であると、われわれは現実的に受け止める必要がある。より「重い」自閉症スペクトラムの人たちについてはどうかという点については、第二章で述べた。まれに、高機能自閉症と診断された人の中に、日常生活スキルがアスペルガー症候群の人と同様の自立の水準にまで達する人もいる。だが、中機能や低機能の自閉症スペクトラムの人は、生活や就労などでの支援や擁護が必要なため、生涯にわたって診断を必要としている。

恐ろしい話

自閉症やアスペルガー症候群について無知であったり、無理解であったりするためのひどい話も多くある。本来ならば、よい話だけ取り上げたいところだが、状況をよくしたいのであえて取り上げたい。現状としてどのようなことが起きているのかわれわれは直視しなければならない。まず、大変困った事態になった二つの事例を取り上げてみる。

- 子どもが自閉症やアスペルガー症候群であるということを信じようとせず、子どもの困難な行動（社会的なやり取りの困難、予期せぬことに対してのかんしゃく、社会的規範への順応性の欠如、知的障害など）は、中枢神経系の問題のサインというよりも、〃不適切な養育やネグレクト〃のサインであると考えるソーシャルワーカーもいる。
- 代理ミュンヒハウゼン症候群（訳注1）だとして批難される親もいる。代理ミュンヒハウゼン症候群とは、臨床家チームの注意を引いて自身の混乱した気持ちを満たすために、子どもに問

訳注1　ミュンヒハウゼン症候群とは、周囲の関心を引き同情を集めるために、怪我や病気を捏造する精神的な疾患である。代理ミュンヒハウゼン症候群は、傷害の対象を自分ではなく他者（多くの場合自分の子ども）に向ける。児童虐待との関係で語られることが多い。

題があることを望む親のことを示す際に、臨床家が使う用語である。

ソーシャルワーカーの誤解により自分たちの子どもが〝虐待リスクの高いケース〟として登録されてしまったと訴えてきた親のことを聞いたことがある。このようなひどい扱いの話を聞くと、自閉症とアスペルガー症候群が、きめ細かい支援が必要な神経学上の症状であるという認識がなされていなかった50年前の、親の養育の問題で生じていると信じられていた時代に逆戻りしてしまったようである。第二章ですでに紹介した、子どもの自閉症は親のせいであるというベッテルハイムのあやまった仮説（1960年代）を打ち負かした、ラターの考え方（1970年代）を思い出してほしい。

本来、ソーシャルワーカーは虐待やネグレクトの可能性を見つけなければならないのだが、同時に、それ以外の見立てを見過ごしてしまってはならない。これらのひどい事例は、福祉の支援機関の画一的で柔軟性のないことが関係しており、現実に起きていることを拒否しているかのように見える。これらの人は、アスペルガー症候群の存在を信じることができず、過剰診断が流行しているだけだと信じているのである。拒絶的な態度を示され、親は失望し、悲痛な思いをする。

もう一つ、ほかにもひどい話を聞いたことがある。

・適切な支援を受けることができず、眠らない、ちょっとした変化でパニックになる、頻繁に暴力をふるうといった子どもをもつ親が、手に負えなくなってしまい、ついに自殺しようとしたり、実際に自殺してしまったりした者もいた。このような悲劇は、その地域の支援機関の少しの思いやりと少しの支援で防ぐことができる。

• アスペルガー症候群と診断された成人は、地域の支援機関が何もしてくれないことがわかった。その人は一つも支援が受けられなかったので、うつ状態に陥り、しまいには自分の命を絶ってしまった。重ねて言うが、このような自殺は、支援機関の支援体制が整っていれば防ぐことができる。

• 地域の行政機関はときどき、アスペルガー症候群への支援は地域の精神保健サービスが担うべきであると言って、責任を引き受けないことがある。地域の精神保健サービス機関もまた、アスペルガー症候群は精神保健の問題ではなく、知的障害の問題であるという。知的障害を担当する教育機関は、アスペルガー症候群はＩＱに遅れはないので知的障害とは言えず、教育委員会の問題であると言う。そしてまた、教育委員会は、それはソーシャルサービスの問題であるので、精神保健チームが担うべきであると責任を負おうとしない。このように、次から次へとたらい回しにされ、アスペルガー症候群のある人は、より孤立感を深めていく。

親は今後とも、自閉症のわが子の代弁者でいる必要がある

これまで触れたことを考えても、この世の中はまだ、自閉症やアスペルガー症候群にやさしい世界とは言えない。今のところ、親は、地域の学校や福祉サービス、開業医、教育委員会などに対し理解を求めていく役割をしなければならず、子どもが適切な支援を受けることができるように戦い続けている。本来、このような役割は、親が負うべきではない。なぜなら、親はもうすでにたくさんのストレスを抱えて奮闘してきているからである。しかし、現実的に、このような親の参加は、自閉症やアスペルガー症候群のある人が適切な支援を得られるためには極めて重要である。「親の会」などに参加してみることは、一人で戦っているという感覚を少なくしてくれることだろう。

アスペルガー症候群の大学生

大学には柔軟性がなく、アスペルガー症候群の学生が落第してしまうといったような悲しい出来事も起きている。たとえば、より個別的な学び方（教科書、雑誌、ウェブの電子記事などからの学び）が合うアスペルガー症候群の学生であるにもかかわらず、一定の程度、彼らは講義や演習の授業に出なければならない。

大学の授業はアスペルガー症候群の人向きにはなっていない。典型的な教育形態は以下のようである。

■大きな集団で行われる。
■騒々しい。
■授業で教師が言ったことを要約してまとめて、ノートをとらなければならない。
■授業が終わると、次のことに話題を切りかえなければならない。
■二つのこと（聞くことと書くこと）を一度にしなければならない。
■席が決まっているわけではなく、空いているところに座らなければならない。
■周りに小声でしゃべっている人がいても、集中して取り組まなければならない。

一方で、アスペルガー症候群の学生は、

■静かな環境で取り組むことを好む。
■ゆっくり、順序よく勉強することを好む。
■要点をまとめることを好まない（重要な個所を見落としてしまうおそれがあるから）。
■正しいことは正しいと確信するために、間違いをチェックしたがる。
■状況が変わらないことを望む（同じ座席、同じ照明の強さなど）。
■気を散らす物がない状況を好む。
■根拠が見えない意見を受け入れることは難しく、どちらかというと、論理的ステップや証拠を理解することを好む。

■何時間も同じ話題を続けることを好む。時には、昼食やお茶をとらなくてもかまわない。時には夢中になってお風呂に入らないでいても気にとめない。
■他の人が自分のスペースに入ってくることに不快感を示す。
■予想もせずに他者が話しかけてきた場合、困惑してしまう。
■講義用資料のちょっとした印刷ミスに、イライラしてしまう。
■くだけた調子の授業に困惑してしまう。
■授業中、周りでおしゃべりしている人がいるとイライラしてしまう。

大学は、学ぶ場所であり、すべての学生が同じ方法で学ばなければならないといった決めつけた態度はとるべきではないだろう。講義を通してしっかり学べる学生もいれば、大きな教室では刺激が多すぎてうまく学べない学生もいる。それが少人数のゼミ形式の授業であっても。

大学当局は、アスペルガー症候群の学生の多くが、一人でいられる、邪魔をされない、物事が規則的で予測可能に進むことを望んでいることに注意を払うべきである。多くは、修道院での僧侶のようなライフスタイルを、つまり、一人で黙々とこもって日課をこなすような静かで平穏な生活を切望している。大学がアスペルガー症候群の学生を受け入れようとするのであれば、その学生が学ぶための、すべてのことを容認するべきである。

大学の運営組織は、彼等の〝学び方〟について、制限を設けるべきではない。ルールを明確にしておけば試験結果に不公平が生じることはない。従って、その学生が受けたテストは、他のすべての学生と同様に、適切に成績を評価していることに変わりはない。その学生は、他の多くの学生がいない教室で静かに試験を受けることを必要としている。ありがたいことに、イギリスでは、多くの大学に障害者支援のための相談センターがあり、アスペルガー症候群の専門家がいる。そして、大学生活を楽しく送り、自分の力を発揮できるように、このような学生へのアセスメントをしてくれるだろう。

出生前スクリーニングと出生前診断：その利点と危険性

さて、この章の本題である診断について話を戻そう。明らかであることは、いまだに診断は行動的側面の基準に基づいているということである。精神科領域の診断の多くがそうであり、ほとんどの障害で診断につながる生物学的マーカーが見つかっていない（ダウン症候群による知的障害や認知症のような例外はいくつかあるが）。

自閉症やアスペルガー症候群を特定する生物学的マーカーが広まったら、それらはどのように活用されるかといった疑問や、もしくは乱用されてしまうのではといった懸念が生じてくる。本章の最後で、この点に関して生じる倫理的問題について考えていきたい。もし、遺伝子やたんぱく質に基づく診断が可能になったら、〝出生前〟診断もしくは出生前〝スクリーニング〟の扉をあけることになるだろう。現在では、ダウン症に関しては、妊娠中に、〝トリプルマーカー検査〟（triple test：母体の血液検査）を使ったスクリーニング、あるいは妊娠中に〝羊水穿刺〟（胎児が浸かっている羊水を長い注射針を使って採取する。羊水は多くの胎児の細胞を含んでいるため、診断に用いられる）を行うことで障害の発見が可能となっている。アスペルガー症候群や自閉症に関しても、母体の血液検査や妊娠後期の羊水検査により、スクリーニングや診断が可能になる日が来るかもしれない。

現在、ダウン症に関しては、このような検査の結果をみて、親が妊娠を継続するか、堕胎するかを決めることを可能にした。少なくとも、より高機能の自閉症やアスペルガー症候群の人が恐れることは、これらの方法がもし普及したら、自閉症やアスペルガー症候群を〝防ぐ〟ことにつながってしまうということ、もしくは、〝優性学的（遺伝学的にも社会工学的にも）〟に優れている方を選ぶことにつながってしまうということであろう。自閉症やアスペルガー症候群が、自分たちのアイデンティティの中心的な部分であり、長所（困難というよりも）もあると感じている人々にとって、自分たちの存在を脅かし、社会は人間の遺伝子プールから、潜在的に価値のある遺伝子を失ってしまうのではないかと大きな脅威を受けてしまうだろう。

第五章、第六章では、自閉症とアスペルガー症候群の遺伝子は、（診断のある本人やその家族のメンバーにとってさえ）困難なところばかりではなく、非常に優れた細部への注意、専門性を生み出す深い集中力、非常に優れた記憶力、パターンを見つけ出す特異的な能力などの才能も導き出していること（これらは、数学や音楽、エンジニアリング、ものづくり、「難しい」自然科学などの領域で役に立っている）について取り上げた。このように、一部のアスペルガー症候群の人々が表明した懸念は、市民的自由（生きる権利）についてだけでなく、自閉症やアスペルガー症候群の背景にある遺伝子と、優れた芸術や科学、技術を生み出す人間の活動を可能にする遺伝子との関係についても含むものである。

別の立場からの議論は、特に重度の知的障害などのような重大な障害が子どもにあった場合に、妊娠を継続するのか、中絶するのかを選択するといった親の権利についてである。出生前スクリーニングを支持する第二の議論は、それによって理論的には誕生の瞬間から早期の介入の提供が行えるようになる、という可能性である。それはつまり、出生前スクリーニングは妊娠の終了をもたらすのではなく、早期の介入につながるものでなければならない、ということである。

現在多くの子どもたち（大人たちも）が診断を得るために途方もない長い時間を要しているので、後者の議論については、私にとって出生前診断の研究を後押ししている大きな根拠となっている。もし、出生前診断が普及したら、幼少期からの早期介入が、大きくなってからの介入と比較して、のちのちの困難を大いに軽減してくれるかどうかを決定することができる。第七章では、介入について総合的に取り上げている。

出生前要因（胎児期の遺伝子、ホルモンなど）についての研究の主な利点は、自閉症やアスペルガー症候群の根本的原因の理解を助けてくれることである。原因因子を突き止めることは、科学や医学のどんな領域でも重要なことである。この領域における倫理的問題に焦点を当てていくことは必要であり、科学と臨床実践が適切なかたちで進歩していくように、今後も議論とより一層の注意が望まれる。

The psychology of autism and Asperger syndrome

第五章

自閉症と
アスペルガー症候群の
心理学

Key Points キーポイント

自閉症とアスペルガー症候群に関しては、五つの主な仮説がある。

- 実行機能障害仮説
- 弱い中枢性統合仮説
- マインドブラインドネス仮説
- 共感化――システム化仮説（結果としての、超男性脳仮説）
- 大細胞仮説

心理学的仮説は、スペクトラムの一部だけではなくすべての人たちのすべての自閉的特徴を説明する必要がある。これらは最終的には、神経生理学的仮説との統合をも必要とする。

五つの主な仮説研究が、自閉症やアスペルガー症候群の人たちの行動上と心理学的側面を理解するために進められてきた。この章では、自閉症の特徴をよく説明してくれる五つの仮説を取り上げるが、これらの仮説を比較する前に、各仮説の根拠を検討する。

実行機能障害仮説

実行機能とは、活動をコントロールする能力と定義されている。活動とは、「運動（すなわち、動作）」「注意」と「思考」である。活動のコントロールは、プランを創造したり実行したりすること、必要に応じて注意を留めたり切り替えたりすることを含む。この最初の仮説によれば、自閉症スペクトラムの中心的な特徴は、活動を計画すること（実行の調整）と注意の切り替えの能力障害によって最もよく説明される。

実行機能障害は、前頭前皮質に損傷を受けた患者に特徴的である。しかしながら、自閉症においては前頭葉の明らかな損傷は受けておらず、考えられることは、〝発達的〟に前頭前野の皮質が定型的には成熟していない可能性がある、ということだ。

この仮説によれば、プランの実行や注意の切り替えができず、行動の面では、新しいプランや見通しを柔軟にこなすことができずに同じところを突っつき回す状態になってしまうということで、自閉症の常同行動、つまり「反復」や「保続」が説明できる。

この仮説には理論的に限界がある。はじめのパターンから目的のパターンへ最小の回数でディスクを動かさなければならないという、ハノイの塔テストがある（図5-1参照）。自閉症の人は、このテストにとても時間がかかるという研究報告がある。しかし、他の報告によれば、アスペルガー症候群の人はこのテストをとても上手にこなす。このことは、自閉症スペクトラ

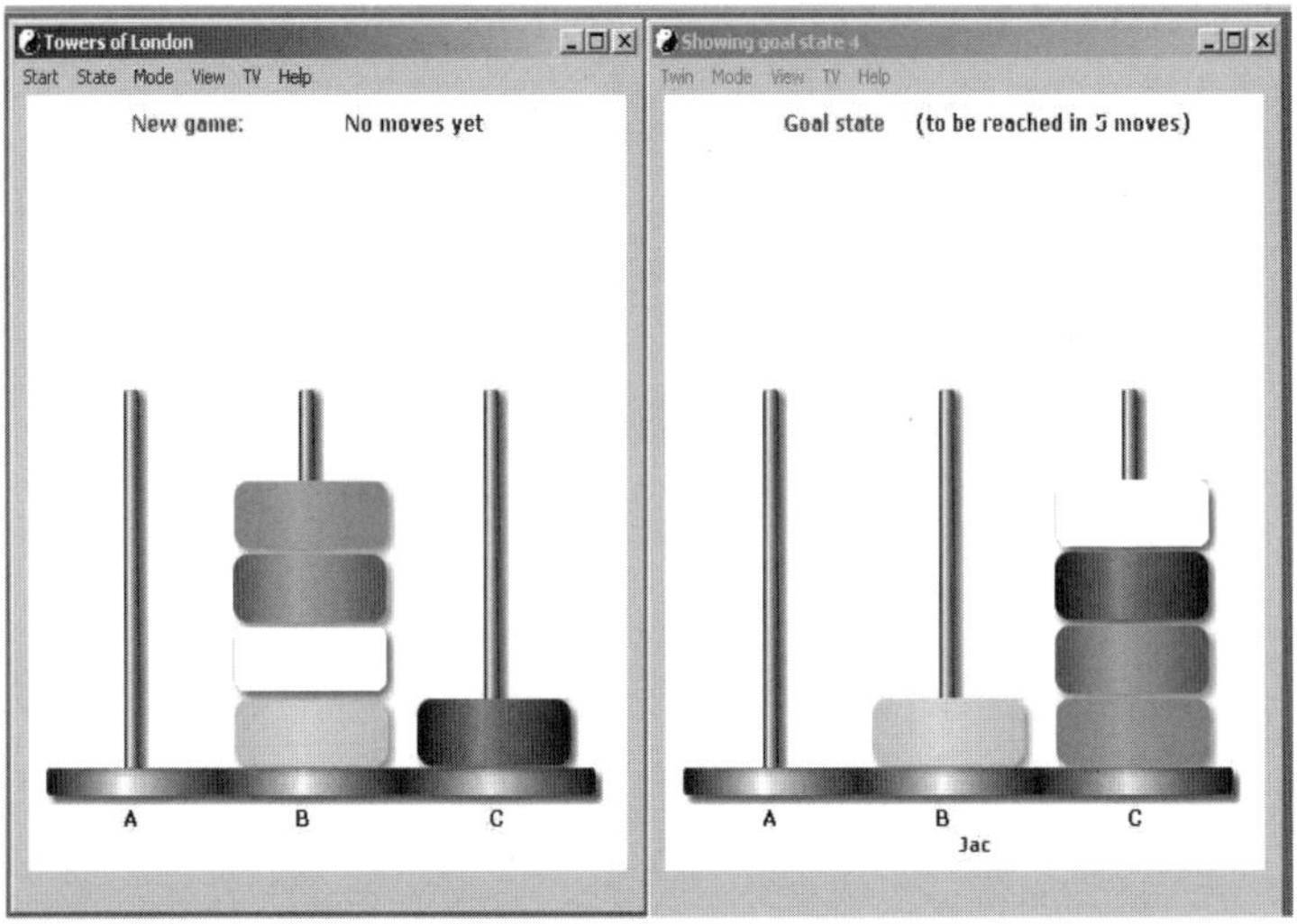

図5–1　実行機能障害のためのハノイの塔テスト。スタートのかたちからゴールのかたちへ、できるだけ少ない回数で円盤を移動しなさい（これは、最低5回の移動で可能である）。

ムの人すべてを実行機能障害で説明することはできない、ということを意味する。加えて、このテストに困難を示す臨床群はたくさんあり、自閉症スペクトラムに特異的なものではない。

実行機能障害は、たとえば、言語流暢性課題（訳注1）でも評価されてきた。自閉症やアスペルガー症候群の人たちは、このようなリストを挙げることはあまり得意ではない。それは、ABC順にリストアップすることよりも自分の興味のあるやり方で記憶を組織化していることが原因だと考えられる。

この仮説に対しては、次のような批判がある。狭い関心や「こだわり」を、注意の切り替えができず一つのことに留まってしまう機能不全として説明している。すなわち、狭い関心の〝中身〟を無視して、意味

訳注1　言語流暢性課題：前頭葉機能検査の一つ。一定時間内に最初の音やカテゴリーなどの条件に当てはまる言葉を、できるだけたくさん言ったり書いたりする課題。例えば、「『あ』で始まる言葉」や「動物の名前」などの条件に合う言葉を「一分間にできるだけたくさん言ってください」、というものである。

のないこだわりと見ていることである。対照的に、超システム化仮説（後述）は、定型的な脳と比較して、狭い関心は病理学的な結果ではなく、トピックの細部に深く入り込みすぎる傾向の結果によるものと見ている。同時に、これらの狭い関心の中身は、ランダムではなく、特異的にシステム化された情報なのである。その結果として専門的な領域に入り込んでいく。

とは言うものの、実行機能障害仮説は、いくつかの長所をもっている。この仮説は、自閉症の人たちがもつ注意の切り替えの困難をよく説明している。実行機能障害仮説は、自閉症とアスペルガー症候群の人は、スポットライトのような狭い注意をもっており、そのスポットの外にあるすべての刺激を強く「抑制」してしまう、と修正する必要があるだろう。

私は、個人的には、実行機能障害仮説はモノトロピズム（Monotropism, 単一指向性）仮説と関係が深いのではないかと考えている。モノトロピズム仮説によれば、定型的な脳は、心の中で同時に複数の課題を遂行し、二重焦点を維持できる。自閉症やアスペルガー症候群の人たちは、シングルフォーカス（単焦点）なので、同時遂行能力が低いのであろう。これは、十分に検査されるべきであるが、私は、大いに真実味があるのではと考えている。

弱い中枢性統合仮説

この仮説によれば、自閉症スペクトラムの人たちは、入力した情報や全体像を相互に関連づけることのつまずきがある。それよりも、状況の細部に焦点化するといわれている。定型発達をしている人は強い中枢性統合能力があり、より核心を突いた要点に注目する傾向があるが、その一方で、自閉症の人は中枢性統合能力（情報を統合する能力）が弱いので、概観するよりも、むしろ細部に注目する傾向がある。

この仮説は、細部への卓越した注意、詳細な記憶、限局されたことへの技能など、自閉症やアスペルガー症候群の部分的に高い知的能力の説明をする上では魅力的である。実行機能障害仮説よりも、弱い中枢性統合仮説のほうがより根拠がはっきりしている。第一に、自閉症スペクトラムの人たちは、児童用でも成人用でも、埋没図形テスト（Embedded Figures Test：図5–2、5–3）で、より反応が早い。これらのテストでは、より大きな図柄の中から、ターゲット図形をできるだけ早く見つけ出させる。

また、ネイヴォンテスト（Navon Test：図5–4参照）では、自閉症スペクトラム症状のある人たちは、Aの文字よりもHの文字が見えると報告する傾向がある。彼らは、全体よりも部分を選択的に知覚するためであろうと推測される。

最後にもう一つテスト例を挙げると、同型異義語を含む文を読ませる同型異義語テスト（Homographs Test：文脈によって、二つの発音の仕方がある単語）である。たとえば、「彼女は涙を浮かべていた（She had a *tear* [tiər] in her eye.）」と「彼女の服はほころびていた（She had a *tear* [teər] in her dress.）」。少なくとも一つの研究では、自閉症とアスペルガー症候群の人たちは、*tear* というキーワードを誤って発音する傾向だった。このことは、文脈中の個々の単語に過剰に焦点化さ

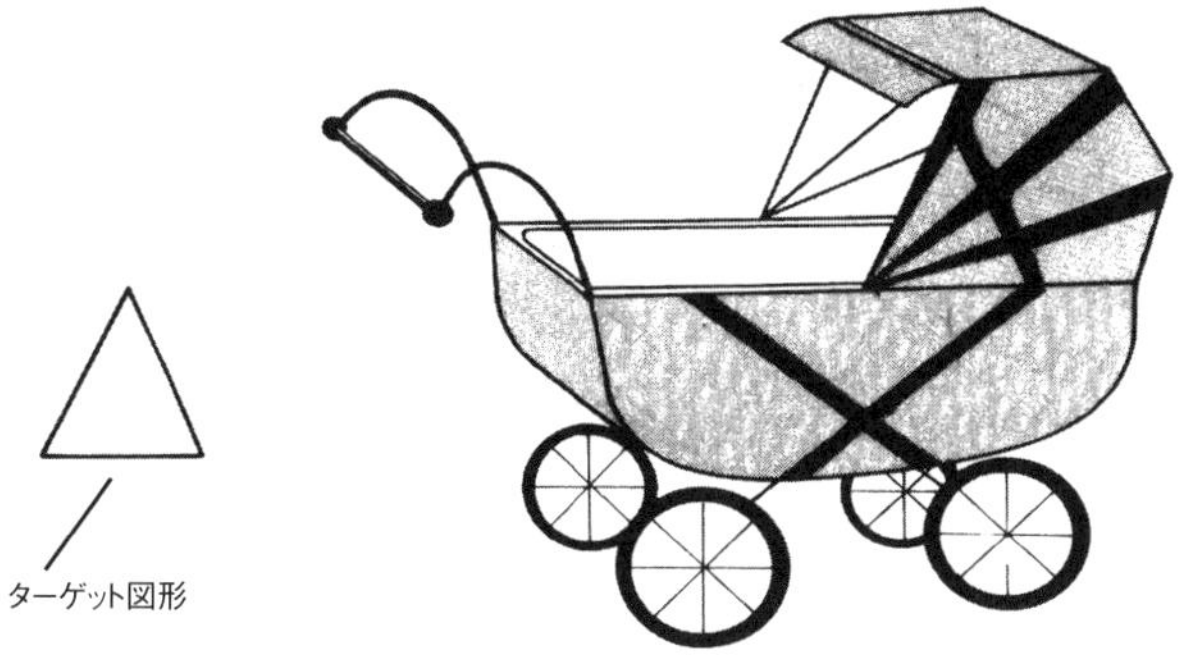

図5–2　児童用埋没図形テスト。同じ三角形はどこにありますか?

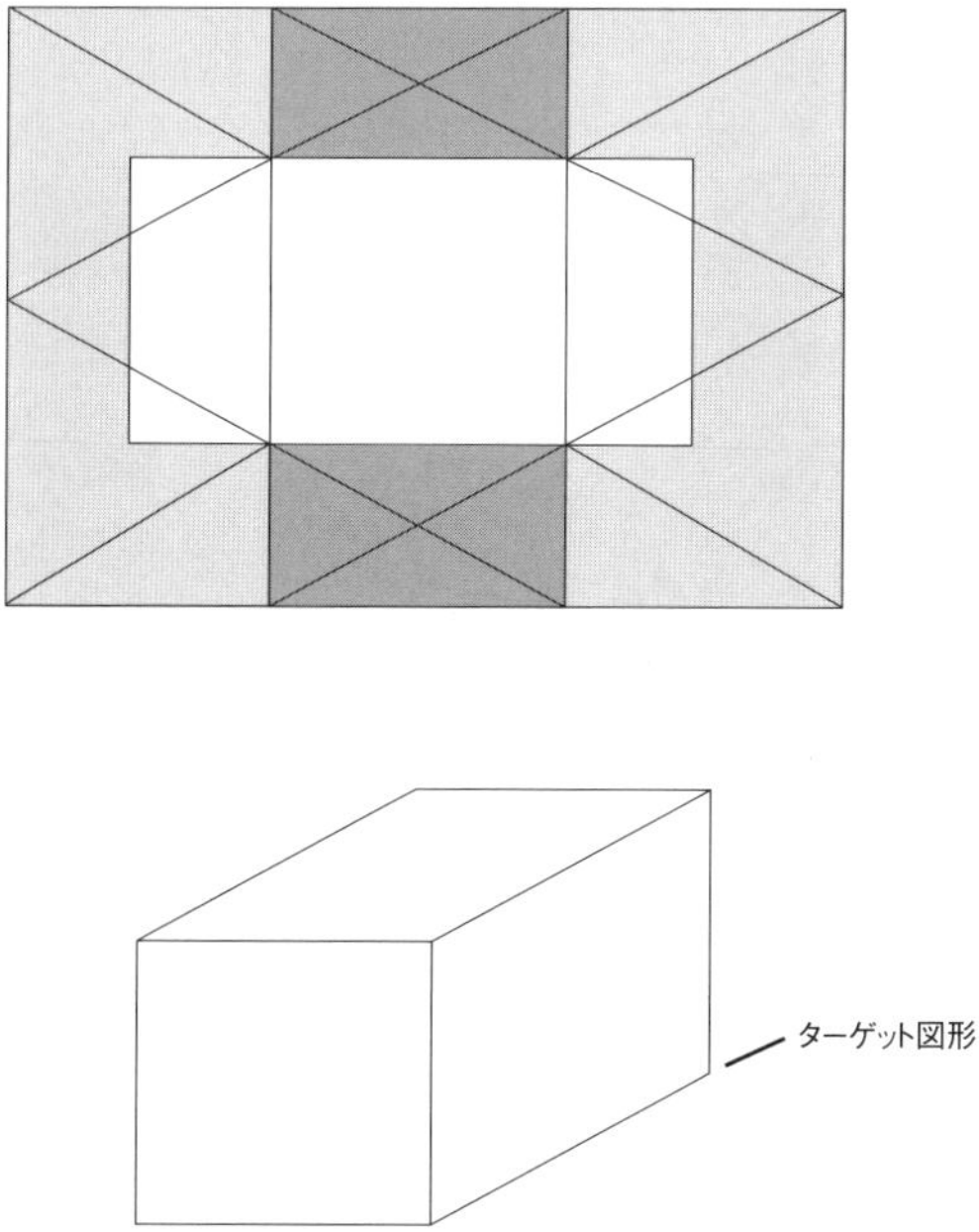

図5–3　成人用埋没図形テスト。同じ立方体はどこにありますか?

れ、その単語の裏にある広い文脈（センテンス全体の意味）への注目が同時に起こりにくいためと仮定できる。

この仮説は、自閉症スペクトラム症状のある人たちは、ない人たちに比べて、より詳細な部分への注意に優れているという事実をよく説明してくれる。したがって、私はこの仮説を支持している。また、自閉症やアスペルガー症候群の人たちは、情報の細部よりも、文脈や全体像を把握するのに時間がかかるということである。

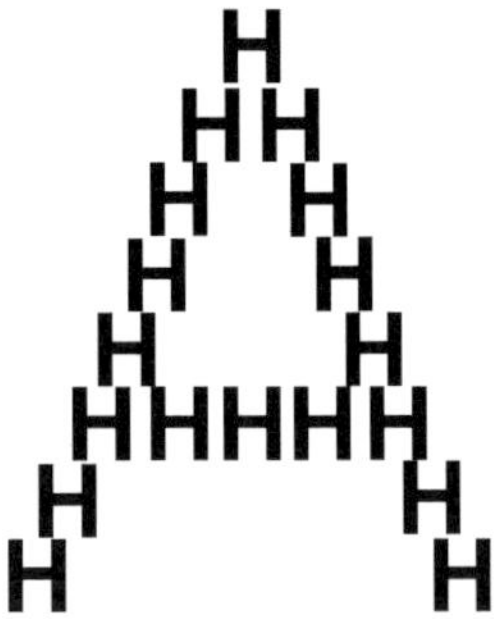

図5-4 ネイヴォンテスト部分と全体の知覚。どちらの文字が見えますか？

しかしながら、この仮説の欠点の一つとして、必ずしも自閉症やアスペルガー症候群の人たちは、全体が見えにくいとは言い切れないことが挙げられる。もし彼らにネイヴォンテスト（Navon Test：図5−4）で大きなAが見えるかどうか尋ねたら、彼らはもちろん完ぺきにAを見つけるだろう。この仮説においては、情報統合の困難さがどのレベルで起こるかを正確に解明しなければならないだろう。明らかにそれは、形態的統合やTという文字が「T」ではなく「―」と「|」に見えてしまうような基本的なレベルで起こるのではない。むしろそれは、個々のものを、固まった形態とすることを妨げる、「束ねること；binding」の問題や妨害である。私は、この統合の困難は、より高いレベルで生じているものと考えている。

弱い中枢性統合仮説を改訂していくとしたら、一つ目には、次の章で取り上げる〝結合理論〟（connectivity theory）と呼ばれる神経学的理論と関連させていくことである。この理論では、自閉症とアスペルガー症候群においては、狭い範囲での過剰結合（脳の中でのより多くの神経細胞や神経単位でできたたくさんの狭い結合）と、しかも広い範囲の不十分な結合（脳のより離れた部位間のより少ない神経単位でできた結合）が存在していると述べられている。

弱い中枢性統合仮説を展開させていくためには、二つ目の方法として、近年実証されてきている自閉症やアスペルガー症候群における〝感覚過敏〟の症状と関連させることである。自閉症やアスペルガー症候群の人たちは、もののちょっとした違いやほかの人が気づかないような細部に過敏に反応するという臨床報告がたくさんある。自閉症スペクトラム症状（ＡＳＣ）の子どもや成人は、〝視覚的探索課題〟において、より早く正確であるという実験的な証拠もある。いくつかの研究では、自閉症スペクトラムの人は、音や肌触り、映像などのちょっとした変化をすばやく見つけることがわかったが、おそらくこのことは臭いにも当てはまることだろう。このことは、自閉症とアスペルガー症候群と定型発達との神経生理学的なレベルでの極めて根本的な違いかもしれないが、このことはまだ、確認されていない。これは、時として「知覚過敏（enhanced perceptual function）」と言われるものである。

感覚過敏仮説のもとでは、気に障る不快な感覚（時計の音、外から聞こえる音、過剰な掲示物など）のストレスを最小限にするために、刺激の少ない環境を学校や家庭や職場で工夫することが大切であると考えられる。

マインドブラインドネス仮説

この仮説では、自閉症スペクトラム症状のある子どもたちは、〝心の理論〟の発達が遅れていることに焦点を当てる。「心の理論（Theory of Mind；ＴｏＭ）」は、他者の行動の意味を理解し、行動を予測するための、他者の視点に立つ能力であり、他者の考えや気持ちを理解する能力のことである。これはときには〝マインドリーディング〟(mind-reading) とか〝心理化〟(mentalizing) とも言われる。

誰かが窓のほうを振り向いたとき、たいていは、何か興味あるものを見たに違いないと思い、そして、私たちが見えていないものをその人は知っているだろうと推測するだろう。われわれは、行動を見て、そこからその人が何を考えているかを想像していくだろう。われわれが心を読んだりＴｏＭを使ったりするときには、他者の行動の意味を理解するだけでなく（どうして振り向いたんだろう？　何で左のほうを見たんだろう？）、次に何をするかを予測するに違いない（もし、見ている物が欲しいのなら近づくだろうし、見ている物を怖がっているのなら、逃げるに違いない）。

ある意味、ＴｏＭは、他者の行動の説明や予測をする一つの仮説とみなすことができる。自閉症やアスペルガー症候群の人たちは、そもそも他者が何をしていて何をしようとしているのかを解釈したり予測したりするために、ＴｏＭを使えないので、他者の行動に当惑してしまったり、不安になったりするのかもしれない。

われわれはＴｏＭを使って、しぐさや言葉の裏にある意図を理解する。たとえば、ある人がほかの人を見てからドアのほうに眼をやったら、その人は相手の人にそろそろ帰ろう、と伝えていると思うだろう。彼らは相手に対し、特定の方向に目を動かすことで、彼らの意図をわかってほしいと思っている。つまり「さぁ、行こう」と伝えているのだ。あるいは、「明日は明日の風が吹く」というのは「やってみなければわからないからあまり心配しないで」という意図である。自閉症とアスペルガー症候群の人たちは、なぜあの人は特定の方向を見ているのだろうと不思議に思ったり、字義通りに受け止め、上記のような表現を聞いて、風が吹いている場面を思いうかべたりするだろう。こういうときに彼らが他者の意図を汲み取れないことが見えてくる。彼らはＴｏＭを使っていないということがわかる。

この仮説によると、自閉症とアスペルガー症候群の子どもたちは、〝マインドブラインドネス〟があってＴｏＭの発達が遅れていると説明される。結果的に、彼らには、他者の振る舞いが混乱していて、予測できないように見えてしまい、恐れを抱かせるものにさえ思えてしまうのである。心を読む能力の発達のそれぞれの節目で困難が出てくることからも、このことは分かる。以下に、定型発達の節目となる段階を示す。

- 定型発達をした14か月の子どもは、他者の顔や目を見なくても、他者が何に関心をもっているかに注意を払っていて、〝共同注意〟（指差しや他者の視線を追うことのような）を示す。自閉症とアスペルガー症候群の子どもは、よちよち歩きのころに共同注意の頻度が少ない。彼らは、定型発達の子どものようには、指さししたり、顔を見上げたり、他者の視線で振り

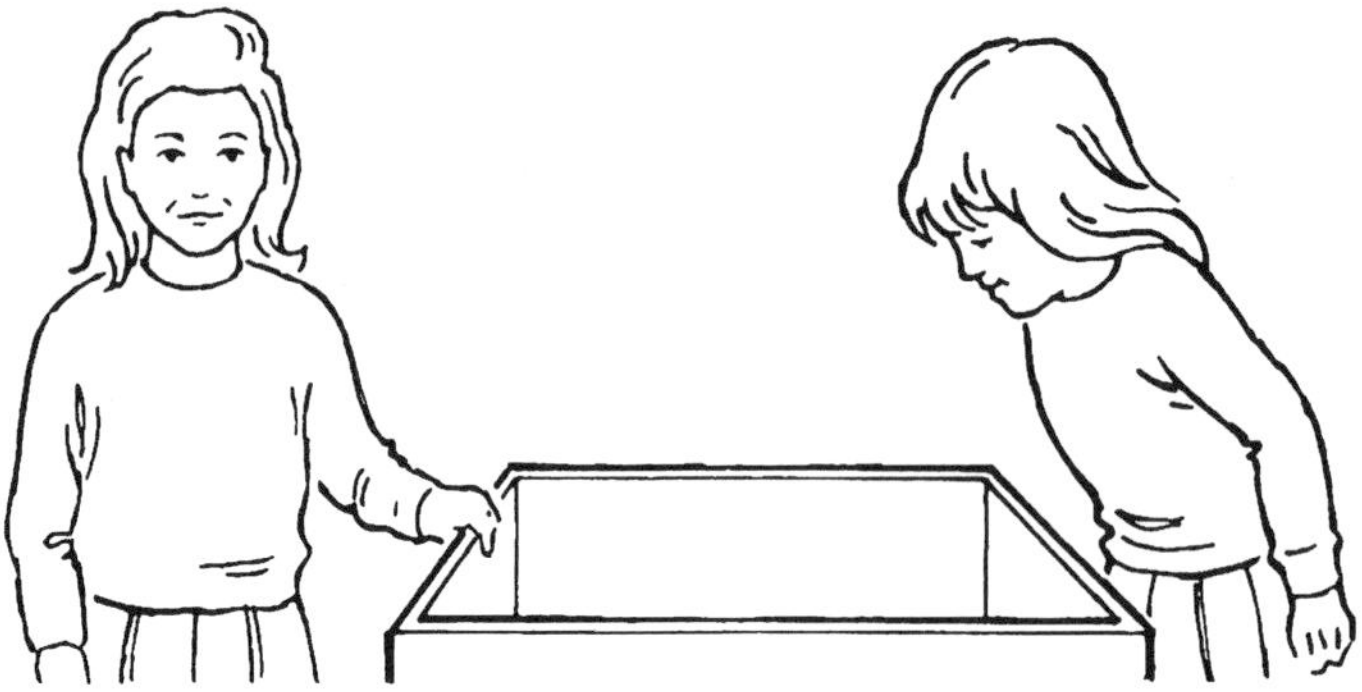
サリーは箱にさわっています
アンは箱の中を見ています
図5-5　The Seeing Leads to Knowing　テスト：どちらの人が、箱の中に何があるかを知っていますか?

返ったりしない。

- 定型発達をした24か月の子どもは、〝ふり遊び〟(pretend play) をすることができる。誰かと一緒にふり遊びをしているときには、他者の心の中を理解するマインドリーディングスキルを用いて、まさにふり遊びをしているのである。自閉症とアスペルガー症候群の子どもたちは何かのふりをすることがないか、あるいは、規則に基づいたかたちだけの限られたふりをするだけである。たとえば、彼らにとってのふり遊びの世界は、映画の台本や科学的な事実をまねるだけだったり、ふりをするすべてのものについて一連の「実際に聞いたこと」をそのまま言っているだけだったりする。
- 定型発達をした3歳児は、図5-5に示した「seeing leads to knowingテスト」を通過できる。質問を通過するためには、子どもは少なくともサリーが箱を触ったことと、アンが実際にその中を見たことに注意をしている必要があり、そして、答えるまでの間、アンが箱の中に何があるかを知っているということを覚えていなければならない。自閉症とア

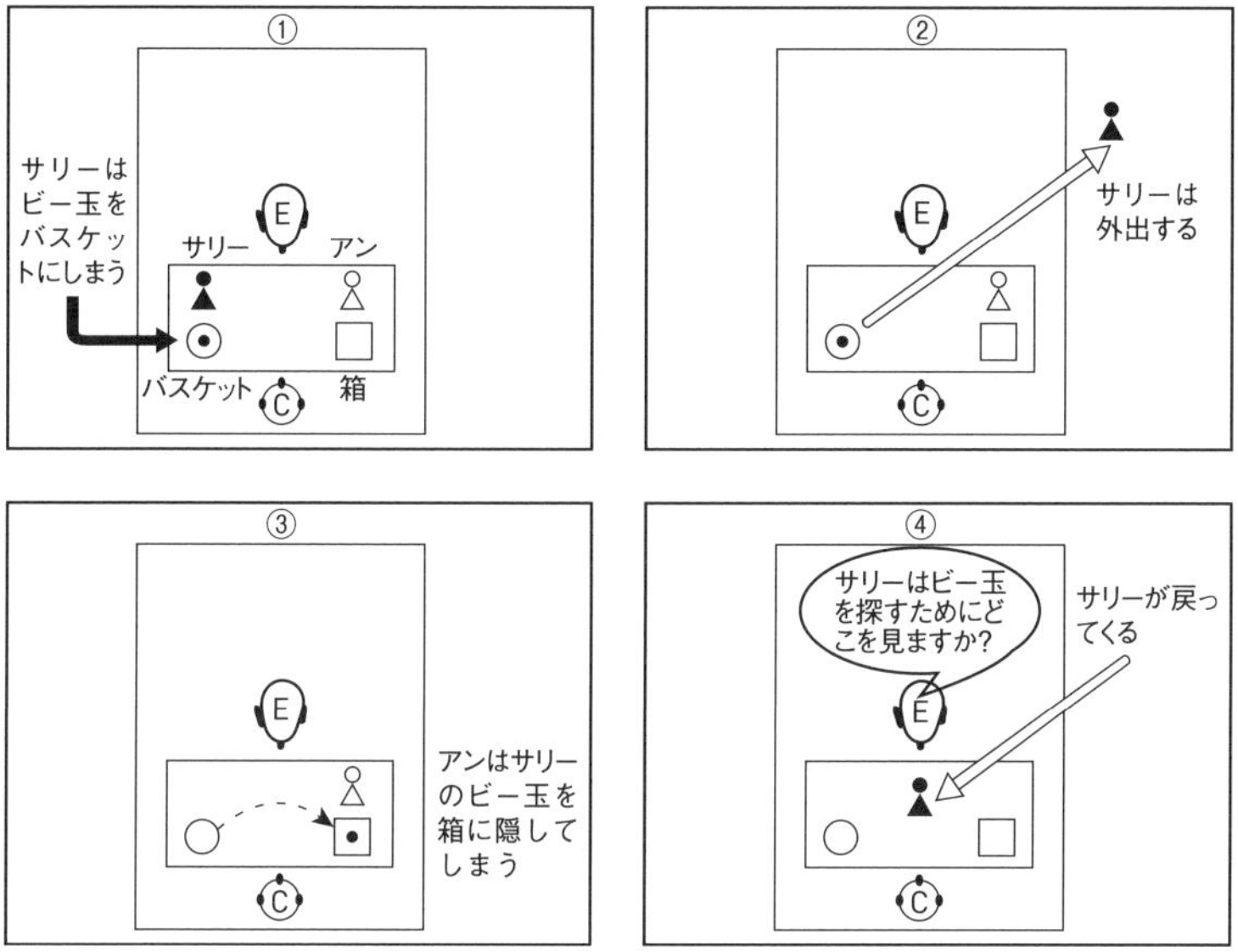

図5-6　サリーとアンの心の理論の誤信念課題（C＝子ども、E＝検査者）

スペルガー症候群の子どもたちは、このテストの通過が遅れる。

この seeing leads to knowing の原理は、定型発達をした子どもが示す、他者の心がどんな働きをしているかについての直感的理解の一部である。原理のような正式な思考ではなく、社会的状況との関連で抽出したもので、おそらく、彼らの脳はこのような知識の発達が早いようにプログラミングされているのだろう。自閉症スペクトラムの症状のある子どもたちは、こういった原理を自然に理解することができないので、きちんと考えさせる必要がある（教師のためのこの分野での資料として、１９９９年にWileyから発行された、*Teaching Children with Autism to Mind-read : A Practical Guide* と呼ばれるものがある）。

・定型発達をした4歳児は、図5-6に示した「誤信念」課題を通過することができる。このテストでは、二つの人形（再びサリーとアンが登場）の、短い話を用いる。テストを受ける子どもは、「サリーがビー玉をバスケットの中にしまうが、サリーの外出中に、いたずらなアンはビー玉を箱に隠す」と話して聞かされる。この短い話の後で、子どもは、「サリーは、ビー玉を探すためにどこを見ますか」とたずねられる。

定型発達をした4歳児は、ビー玉を探すのにサリーは自分がビー玉を置いたほう（バスケットの中）を見る、と言う。すなわち、これはサリーのビー玉の位置についての〝誤信念〟である。対照的に、自閉症とアスペルガー症候群の子どもたちのほとんどは、彼女が動かしてしまったことを知るはずがないにもかかわらず、サリーは実際にビー玉が入っている箱の中を見るだろうと言う。この意味で、他者の視点に立つことができないことがはっきりする。

ＴｏＭ（あるいは、マインドリーディング）を用いることができる、より日常的な例としては、「白雪姫」の童話がある。定型発達をした子どもはわずか4歳であっても、白雪姫は、毒入りのりんごがおいしいと〝信じさせようとする〟悪いまま母に、だまされていることを理解できる。

多くの子ども向けドラマや成人向けドラマは、登場人物の立場に立たないと面白くならない。多くのドラマは、自閉症スペクトラム症状のある子どもたちを飽きさせてしまう。この子どもたちは、場面やストーリーの物理的な細部や変化をとらえることは得意だけれども、暗示された登場人物の意図、感情や知識の状態を読み取れないからだ。白雪姫の例は、また、心を読むということは、たんに、他者の感じ方を判断したり行動の予測をしたりするときだけでなく、だましを解読するためにも重要なものであることをわれわれに教えてくれる。

・「だまし」は、定型発達をした4歳児でも簡単に理解する。このことは、社会的には落胆させることかもしれないが、定型発達をした子どもたちが「だまし」を理解し、他者をだまそうとする事実は、正常なToMのサインであると言える。なぜなら、「だまし」とは、実際にはうそであるときに、それがあたかも本当であるようにと信じさせようとすることにほかならないからである。これは、他者の心を操作するプロセスである。自閉症とアスペルガー症候群の子どもたちは、「だまし」の理解が遅く、ToMの発達についても遅れのサインを示す。このことは、彼らがだまされるリスクがより高いことを意味している。彼らは、みんなが本当のことを言っていると思いがちで、他者が言っていることと考えていることが違っていることを知ったときにはショックを受けるだろう。

・定型発達をした6歳児は、もっと複雑な（〝次の段階の〟）心の読み取りができるようになる。これらのテストは、サリーとアンの誤信念課題をもとにして、たとえば、サリーが鍵穴からのぞいたら、アンがビー玉を隠した場所がわかるだろう。定型発達をした6歳児がこのレベルの心の読み取りに何も問題がない（サリーは、〝アンがビー玉を移動したことを知らない〟と思う）にもかかわらず、自閉症とアスペルガー症候群の子どもたちは、ここでも、この発達指標への到達が遅れている。

・定型発達をした9歳児は、他者を傷つけたり、失礼を与えたりしないように、〝どう言ったらよいか〟を考えることができる。自閉症とアスペルガー症候群の子どもたちは、IQ

がノーマルであるにもかかわらず、このスキルではおよそ3歳程度の遅れが見られ、12歳ぐらいになっても定型発達をした9歳児のレベルに達しない。

・9歳児は、他者の眼の表現（図5-7）から、彼が何を考えたり感じたりしているかを読み取り、解釈することができる。にもかかわらず、アスペルガー症候群の子どもたちは、これらのテストに、より困難を示す傾向がある。成人も、成人版Reading the Mind in the Eyesテスト（図5-8）を用いたときに、同じような結果が得られる。自閉症とアスペルガー症候群の成人は、このような高次なマインドリーディング・テストで平均点以下の得点になってしまう。

マインドブラインドネス仮説の長所は、自閉症スペクトラムのすべての人に共通して見られる社会性とコミュニケーションの困難を説明できることである。短所は、社会性に関係しない特性を説明できないことである。この仮説の二つ目の限界は、心の読み取りは、共感の構成要素であり、共感はまた、他者の心の状態への情緒的な反応でもあるということである。自閉症スペクトラムの多くの人が、他者の気持ちにどのように応答したらよいか頭を悩ませていると報告している。

マインドブラインドネス仮説の最後の限界は、さまざまな疾患においても（統合失調症、自己愛性人格障害、境界性人格障害や、行為障害の子どものような）マインドブラインドネスの態様を示すことであり、これが自閉症とアスペルガー症候群に限ったことではないということである。しかしこの批判は深刻なことではない。これらの他の疾患の心の読み取りのスキルは、自閉症とアスペ

1 すまないと思っている(Sorry)　2 うんざりしている(Bored)

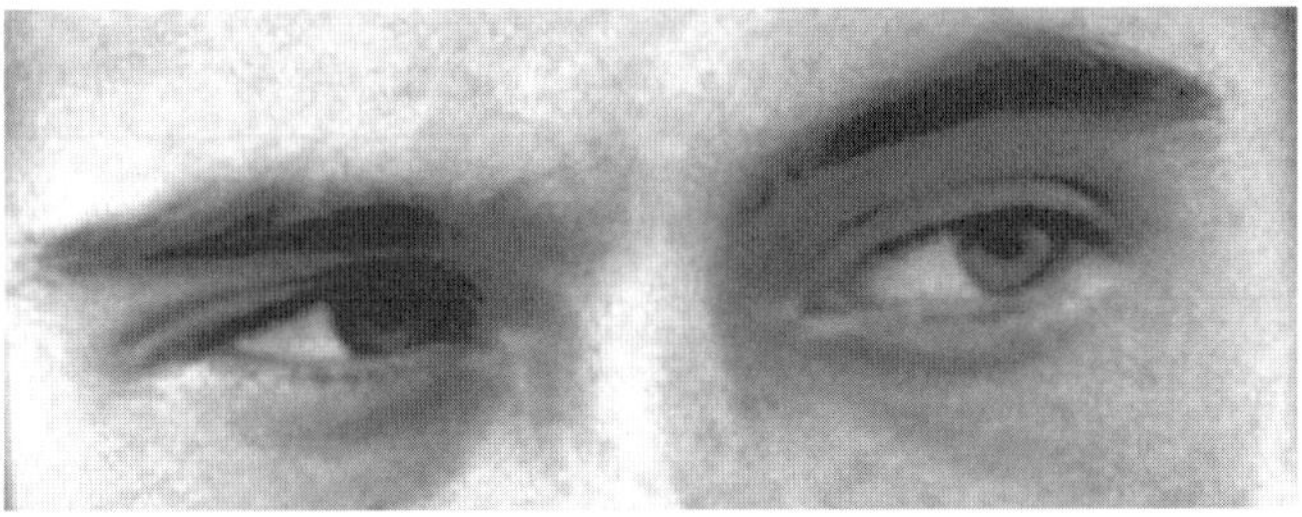

3 興味がある(Interested)　4 ふざけている(Joking)

図5-7　児童版　視線からの心の読み取りテスト（“Reading the Mind in the Eyes” Test）
彼が考えたり感じたりしていることをより適切に表現している言葉はどれですか。（正解＝興味がある）

1 すまなそうな(Apologetic)　2 親しみのある(Friendly)

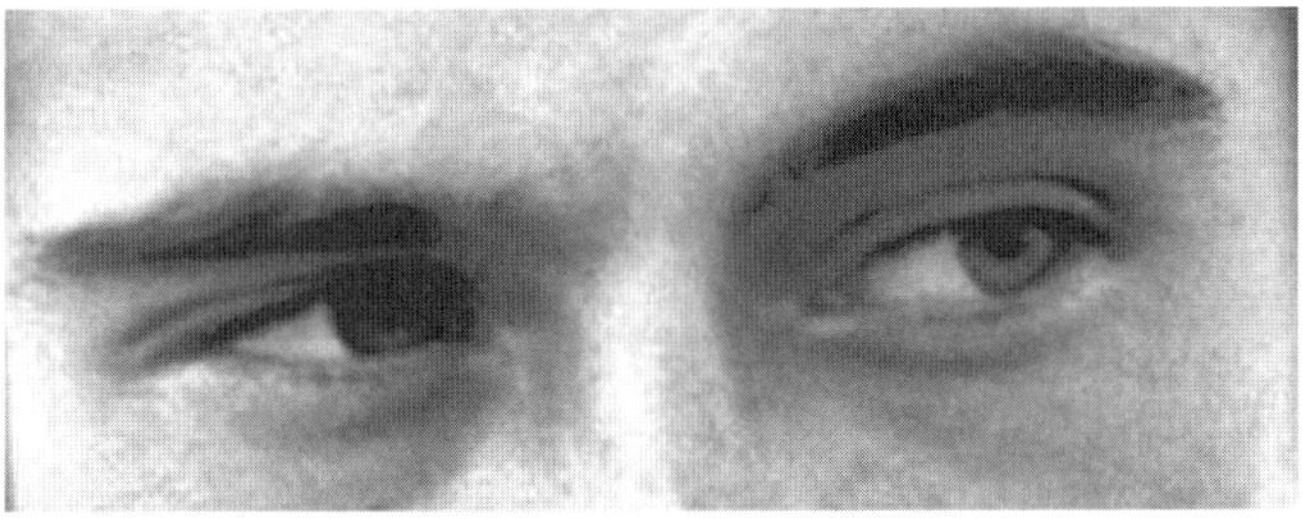

3 心配な(Uneasy)　4 がっかりした(Dispirited)

図5-8　成人版　視線からの心の読み取りテスト（“Reading the Mind in the Eyes” Test）
彼が考えたり感じたりしていることをより適切に表現している言葉はどれですか。（正解＝親しみのある）

ルガー症候群よりはもっと保たれている傾向にあるからである。たとえば統合失調症では、心の読み取りのスキルは、児童期や青年期には保たれており、成人期の初期に精神症状が発症してゆがんできたものである。

この仮説は、以下に述べる2点を修正するように求められている。

① 何らかの第2の要素と照合して、非社会的領域において強い力を発揮することの説明をすること。

② 情緒的反応の側面を含むように、ＴｏＭの概念を拡大すること。

これらの修正はともに、次の仮説へと発展を支持している。

共感化―システム化仮説

共感化―システム化とは

この仮説は、自閉症とアスペルガー症候群の社会性とコミュニケーションの困難について、「共感性の発達の遅れと障害」と、「完全か平均以上に強いシステム化の技能」との対比によって説明している。

・共感化とその測定

共感は、ＴｏＭや心を読むことを含んでいるが、これは共感の認知的構成要素（"認知的共感"）に過ぎない。二つ目の共感の構成要素は、反応の要素である。他者の考えや気持ちへの適切な情緒的な反応をすることは、共感の感情的要素（〃感情的共感〃）と言われる。

共感化指数（ＥＱ）は、児童用、青年用、成人用とがあり、各質問項目に回答することで算出される（子どもの場合は、親が評定することになる。www.autismresearchcentre.com を参照）。ＥＱの尺度を表５－１に示す。

この場合、得点が高いほど、共感性は高いといえる。この尺度では、自閉症スペクトラム症状のある人たちは、対照群より低得点である。（巻末注５－１）

共感化―システム化仮説によれば、自閉症とアスペルガー症候群は、共感（標準以下の成績）だけでなく、第２の心理学的要素であるシステム化が標準かそれ以上の成績でもあることで、非常にはっきりと判別される。ＥＱとＳＱの〃ディスクレパンシィ〃は、自閉症とアスペルガー症候群の傾向があるかどうかを判別する。この仮説をよりよく理解するために、〃システム化〃の概念を見直してみよう。

表5–1 成人用共感化指数（EQ）の例

1.	誰かが会話に加わりたいと思っていたら、すぐにわかる。
2.	自分が簡単にわかることを、それがわからない他の人に、説明することは難しいことだ。
3.	他人のお世話をすることがとても楽しい。
4.	社会的な場面でどう振舞ったらよいか、とても難しい。
5.	自分の話に夢中になって、話題からずれていると人からよく言われる。
6.	友達との待ち合わせに遅れても、それほど気にならない。
7.	友達づきあいや人とのかかわりはとても難しいので、なるべく関わらないようにしている。
8.	失礼であるか丁寧であるかの判断は難しい。
9.	会話中に、聞き手の考えよりも、自分自身の考えに焦点をあてる傾向がある。
10.	子どものころ、虫を刻んでどうなるかを見るのが楽しみだった。

●システム化とその測定

システム化とは、分析したり構成したりすることへの衝動である。これらはおそらく、どれもある種のシステムだろう。システムを定義することは、〝ルール〟に従うことであり、システム化するときには、システムがどう機能するか予測するために、システムを管理するルールを確立しようとする。以下は、いくつかの主なシステムである。

- 収集のシステム（たとえば、石の種類の分類）
- 機械的なシステム（たとえば、ビデオレコーダーや窓の錠前）
- 数的なシステム（たとえば、時刻表やカレンダー）
- 抽象化のシステム（たとえば、言語の文法や音符）
- 自然のシステム（たとえば、天気パターンや潮の満ち引きのパターン）
- 社会的なシステム（たとえば、管理の階層構造やダンスパートナーとのダンス・ルーチン）
- 運動のシステム（たとえば、フリスビーの投げ方やトランポリンの跳び方）

これらはすべて、規則性（あるいは構造）とルールに注目することでシステム化を行っている。ルールは、AとBがシステマティックに関連しているかどうかに注目することで、導き出される傾向がある（たとえば、音符のEは常に音符のAの四つ上の音である。あるいは、1995年のカーオブザイヤーはフィアットのプントだった）。システム化の第2段階は、〝AならばBである〟という結論に達する根拠かどうかを考えることである（たとえば、電気のスイッチを上の位置にしたらライトが点く、あるいは、アジサイは土壌が酸性からアルカリ性になることによって、青からピンクに花の色を変える）。

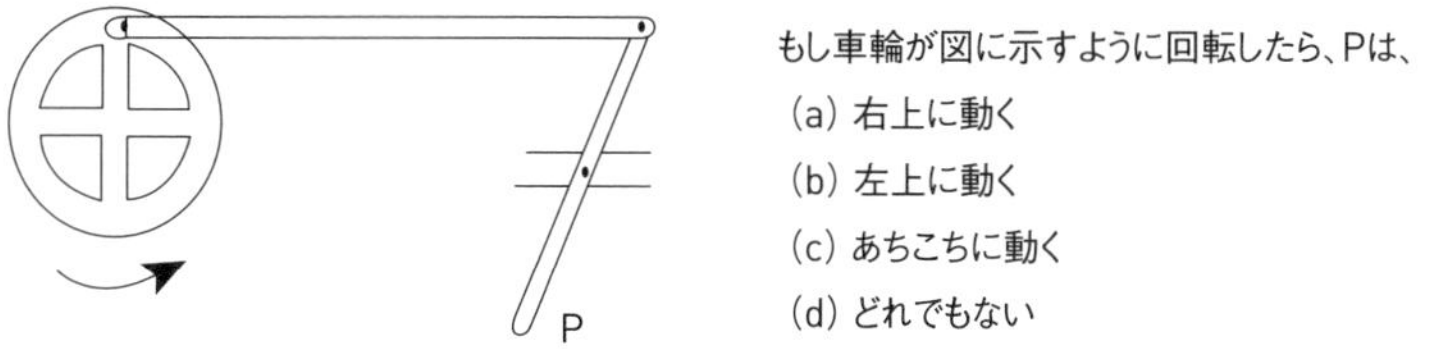

図5-9　直観的物理テスト（正解＝C）

自閉症とアスペルガー症候群における、完全な、あるいは、常に強いシステム化の根拠は、これらの子どもたちは物理学のテスト（図5-9参照）で、一般のレベルよりも高い成績を取ることである。8～11歳のアスペルガー症候群の子どもたちは、年上の対照群（定型発達の10代）よりも、高い点数を取っていた。

二つ目の根拠は、システム化指数（SQ）を用いた研究によって示される。SQは、EQとAQとよく似たやり方の簡単なアンケートである。それぞれの項目にあてはまるかどうかをチェックするだけでよい（児童用SQ、青年用SQ、成人用SQがある。www.autismresearchcentre.com 参照）。表5-2は、それぞれのシステムにいかに関心をもつかをたずねる10の質問例である。

表5-2のチェックリストで、5、7、9の項目で「当てはまらない」、それ以外の項目で「当てはまる」になると、それぞれ1点となり、満点で10点となる。高い場合は、システム化が強いということである。高機能自閉症やアスペルガー症候群の人たちは、一般の人たちに比べて、より高い得点を獲得する。

前記のシステム化テストは、児童と成人のアスペルガー症候群向けに作られたもので、古典的な自閉症のものではない。しかし、古典的自閉症の子どもは「絵カードを並べるテスト（picture sequencing test）」の中の、物理的因果関係の概念で配列できる課題には、高い得点を示す。また、彼らは、人の考えや気持ちを理解することは困難でも、ポラロイドカメラの仕組みがわかるかどうかのテストでは平均以上の得点をとる。これらはともに、完全な、あるいは、平均以上のシステム化のあらわれである。（巻末注5-2）

・共感化ーシステム化仮説の長所

共感化ーシステム化仮説の長所は、自閉症とアスペルガー症候群の社会的ー非社会的特徴の両方を説明することができる二要因仮説であることだ。平均以下の共感性は、社会的コミュニケーションの困難を説明し、平均か平均以上のシステム化は、狭い興味、反復的行動、変化への抵抗・同一性保持を説明する。システム化するということは、すべてを一定に保つことが重要で、一度に変えるのは一つだけにするということを意味するからである。この方法

表5-2　システム化指数―改訂版（SQ-R）；抜粋

1.	複雑な接続であっても、時刻表を使うのはとても簡単だ。
2.	きちんと整頓された音楽や本の店が好きだ。
3.	読んだ文章が、文法的に正しいかどうかいつも気づく。
4.	人をタイプ別に分類している（心の中で）。
5.	地図を読んだり理解したりすることが苦手だ。
6.	山を見ると、形がどれぐらい精密にできているかを考える。
7.	為替レート、株のレート、貯蓄と配当金の細かい変化には関心がない。
8.	車を買うときに、エンジンの性能についての特別な情報を手に入れたいと思うだろう。
9.	ビデオの使い方がなかなか覚えられない。
10.	何かを好きになると、さまざまなタイプをたくさん集めたくなり、それぞれの違いを理解したいと思う。

は、何が何を引き起こしたかを明らかにし、世界を予測可能なものにする。そして、同定したパターンやルールが正しく一貫したものであるかをチェックすることは、順序通りに何度も繰り返すために重要である。

•古典的な自閉症におけるシステム化

この仮説が初めて発表されたときの批判の一つは、これは高機能の自閉症やアスペルガー症候群の人だけにしか当てはまらないのではないかということであった。彼らのこだわり（たとえば、コンピュータや数学）は、強いシステム化の視点から見ることができるが、本当に、低機能の人には当てはまらないのだろうか。自閉症の子どものことを考えるとき、多くの古典的な行動は、強いシステム化の影響として見ることができる。その例を以下に列挙する。

古典的な自閉症におけるシステム化

感覚的システム化
- 物の表面をたたいたり、砂を指の間に流し落としたりすること
- 人の臭いをかいだり、同じものを何度も何度も食べたりすること

運動のシステム化
- ぐるぐる回ったり、前後に体をゆすったりすること
- 視野の端でストローを速いスピードで振ること（常同行動）

収集のシステム化
- 葉っぱやサッカーのステッカーを集めること

- さまざまな国の旗を覚えること

数字のシステム化

- カレンダーや時刻表へのこだわり
- 特別な数字に名前をつけたり、誕生日や歴史上の日付を記憶したりすること

動くものへのシステム化

- 洗濯機の回転をずっと見続けること
- おもちゃの車のタイヤを繰り返し回転させること

空間的システム化

- 形に命名すること
- 道順へのこだわり

環境のシステム化

- おもちゃの積み木を一定の順序で並べるように要求すること
- ビデオを厳密な順序で棚に置くこと

社会的なシステム化

- 学校で同じ日課にこだわること
- フレーズや文の前半を言い、誰かほかの人がそれを完成させるのを待ち構えること

自然のシステム化

- 何度も何度も「今日のお天気は?」と聞くこと
- あらゆる犬を分類すること

機械的なシステム化
■ビデオの操作法を覚えること
■レゴで模型を組み立てること
音声／聴覚／言語のシステム化
■聞いた音をそのまま真似て発音すること
■言われたことをオウム返しすること
システム化された行動手順
■同じビデオを何度も何度も見ること
反復的な行動
音楽的システム化
■一つの楽器で何度も何度も、同じメロディを演奏すること
■長い楽譜を記憶していること

・アスペルガー症候群におけるシステム化

対照的に、アスペルガー症候群の子どもは違ったシステム化を見せる。

感覚的システム化
■毎日同じ服を着ること
■毎日同じ食べ物を食べたがること

運動のシステム化
- スケートボードやフリスビーの動きを練習すること
- 編み物のパターンを学習すること

収集のシステム化
- 〝ウォーハンマー〟（訳注1）や〝ポケモン〟のセットを全部集めること
- リストやカタログを作ること

数字のシステム化
- 素数を素早く計算すること
- 数学の問題を解くこと

動くものへのシステム化
- 特別なできことが繰り返し起こったとき、正確に追究すること
- メリーゴーランドに乗って楽しむこと

空間的システム化
- 地図を研究すること
- 描画のテクニックを発展させること

環境のシステム化
- 順序よく棚に並んだＤＶＤの名前を記憶すること
- 部屋のものがいつも同じ場所にあることを強く求めること

社会的なシステム化
- 部隊のすべての人の名前と階級を覚えること

訳注1　イギリスの代表的なミニチュアゲーム。小さいフィギュアを使って遊ぶ戦争ゲーム。

■友だちがいつ遊びに来ても、いつも同じゲームで遊ぼうと要求してしまうこと
道徳的システム化
■他者が社会的なルールに従うことを強く求めること
■密告者（つげ口をする人）になっていくこと
自然のシステム化
■全種類のカメの名前を覚えること
■すべての植物の学名と最適生育条件を覚えること
機械的なシステム化
■トースターを分解したり組み立てたりすること
■自転車を修理すること
音声／聴覚／言語のシステム化
■アクセントをまねること
■言葉と言葉の意味を集めること
システム化された行動手順
■何度も同じ映画を見続けること
■ダンステクニックの分析をすること
音楽的システム化
■楽器をマスターすること
■歌の音楽的構造を分析すること

クモが糸を紡ぐのを止められないのと同じように（この仮説に従えば）、自閉症やアスペルガー症候群の人たちは、何でもシステム化してしまうに違いない。これが、この人たちの頭の働き方である。彼等の狭い興味の内容は、彼らがいかにシステム化可能な情報に強く引きつけられているかをあらわしているといえる。

共感化—システム化から見た自閉症とアスペルガー症候群

・繰り返しの行動と狭い興味の再定義

共感化—システム化仮説の利点は、自閉症スペクトラムの人たちの繰り返しの行動と狭い興味を再定義してくれるところである。実行機能障害仮説は、脳の損傷や未成熟（切り替えやプランの能力）におけるいくつかのサインとして、繰り返しの行動を見ている。そして、弱い中枢性統合仮説は、脳の中で何か（全体的なレベルでの統合や知覚の能力）がうまくいっていないこととしてこれらを見ているが、強いシステム化の視点では、知的な行動（どんなに小さいものであっても、システムの細部の分析をすること）の結果として生じるものとみている。

・「学習スタイル」の再定義

共感化—システム化仮説は、弱い中枢性統合仮説のように、〝認知スタイル〟の独自性（思考や学習スタイルの特異性）について焦点を当てている。システム化しているときには、ごく細かい部分へ注意を払う必要がある。このことから、弱い中枢性統合仮説のように、優れた注意（知覚と記憶における）が仮定される。一つのシステムにおいても、それぞれの細部はそれぞれの役割をもっている。携帯電話は、機械的、電子工学システムといえるが、プッシュボタンのそれそれは、違う機種の同様のボタンとはまったく異なる機能をもつ。数学の計算では、数字の並び方が変わることで、システム全体の機能（出てくる答え）が変わる。それゆえに、細部は重要なのである。

この二つの仮説の違いは、弱い中枢性統合仮説は、自閉症スペクトラム症状のある人が細部の情報に引きつけられることを（時として局所処理と呼ばれる）、ネガティブな原因（統合能力に欠けるため）として見るのに対して、共感化―システム化仮説では、この同じ性質（優れた細部への注意）を、高度に目的的なものであるとして見る。それはシステムを理解するために行われているものである。細部への注意はポジティブな理由のために生じる。それはシステムを最大に理解するようになることに〝一役買っている〟といえる（そのシステムが、いかに小さくても、特殊なものでも）。

これら二つの仮説の最大の違いは、弱い中枢性統合仮説では、自閉症やアスペルガー症候群はいつまでも細部に夢中になっていて、全体としてのシステムを理解することには決して至らないとしている（これは、全体を概観する力を求められるから）のに対して、共感化―システム化仮説では、システム内の多様性に注意を向けて調整する機会を与えれば、徐々に全体のシステムをきちんと理解するようになるとしていることである。

低機能の古典的な自閉症の人がずっと紐を振り続けているとき、彼は紐がどのように動くかという物理的現象を正確に知っている。彼はなんどきでもその動きを正確に作ることができる。彼が長くて速い一連の音を出すときには、聴覚システムがどう働くかを正確に知っている。ルービックキューブを手にして同じ連続した動きを続けるときには、彼は、いつも同じ結果に達することができる。

•般化の困難の再定義

この仮説の最終的な利点の一つは、自閉症やアスペルガー症候群は、しばしば般化がしにくいと見られているのを説明できることである。しばしば、自閉症やアスペルガー症候群の人たちは、般化ができないと言われている。彼らにある特定の車種について教えてみて、そのあと、他の車種にも学んだことを般化させるかどうか待ってみる。もしくは、お風呂場でのシャワーの使い方の一連の行動を練習させて、おばあちゃんの家に泊まりにいったときに、違うお風呂場でそれを般化することができるかどうか待って見てみる。たいていは、般化が難しいことがわかる。

共感化—システム化仮説に従えば、もし誰かがそれぞれのシステムを独立したものとして理解しようとしているとしたら、それがまさに期待通りのことである。というのは、それぞれのシステムの機能の違いはわずかだからである。強いシステム化傾向のある人にとって、二つのシステム同士の違いは、それらの共通性よりも大きな関心事となる。すべての車を同じように見てしまうと、ある車のある特徴が他の車にはないことを見落としてしまう。ルノーのラグナをみな同じものとして扱うと、何ダースものルノー・ラグナ・モデルの違いに気づかない。ものをまとめるということは、二つの違いを見つけるためのキーとなるものを見落とすことであるから、システム化が上手な人は、分ける人であって、まとめる人ではない。この視点で見ていくと、とても重要な点をすり抜けていくので、定型発達の人は困難を抱えている人ということになる。多くの定型発達の人は、見るものはすべて、「木々には葉っぱがある」といった感じである。自閉症の人は、それぞれの種類の木は全部違うタイプの葉をもっていると見るし、一つの木の中でも、その中の葉っぱから、細菌感染をしているものとそうでないものとを見分ける。あなたはそれに気づくだろうか？

もし、あなたがとても有能なシステム化タイプの人だったら、ある特別なシステムとしてしか一般化しないだろう。違いが明らかであれば、「コンピューターはどれも同じだ」などとは結論づけないだろう。確かに、どのコンピューターも情報処理を行っているといえるが、個々のコンピューターがどのように動くかはまったく多様であるので、そのような大まかな外観に注目することはほとんど価値がない。安易に一般化してしまうことはシステム化を行っていない心の現れである。

超男性脳仮説

共感化―システム化仮説は、自閉症の超男性脳仮説へと広がってきた。共感化（女性は、この多くのテストでより成績がよい）とシステム化（男性は、この多くのテストでより成績がよい）の間には明確な性差があるためである。この点で見ると、自閉症とアスペルガー症候群は、典型的な超男性プロフィールであると定義づけられる。この考えは、１９４４年に、ハンス・アスペルガーによって最初に提言された。

この仮説は、実質的に共感化―システム化仮説が展開していったものである。この仮説は、まさに共感化―システム化仮説の伸長として有効性がある。この仮説のポイントは、E（empathyのE）とS（systemizingのS）という二つの独立した次元を仮定しており、一般の人々にも個人差として見られるものであるといった点にある。これを描いてみると、五つの異なる「脳のタイプ」にすることができる。

共感化―システム化仮説によって予測される脳のタイプ

Eタイプ
- 共感化がシステム化よりも強い人
- E＞Sのように示される

Sタイプ
- システム化が共感化よりも強い人
- S＞Eのように示される

Bタイプ（balanced＝バランスが取れている）
- 共感化とシステム化が同じようによい（または悪い）人
- S＝Eのように示される

超Eタイプ
- 共感化は平均以上だが、システム化については障害のレベルだろう
- E＞＞Sのように示される

超Sタイプ

■システム化は平均以上だが、共感化については障害のレベルだろう
■S＞＞Eのように示される

図5-10は、大半の女性はEタイプの脳をもっており、大半の男性はSタイプの脳をもっているという、仮想のモデルを示したものである。自閉症スペクトラム障害の人は、もし彼らが超男性脳だとしたら、ほとんどが超Sタイプになるだろうと予測される。

一般の人々に共感化とシステム化（EQとSQ）尺度を実施したら、結果は、上記のモデルとよく一致する。表5-3に、一般の男性と女性と自閉症スペクトラム症状のある人が、五つの主な脳のタイプのどこに入っているのか、どれに入るのかという割合を示した。ここから読み取れることは、ほとんどの男性はSタイプ、ほとんどの女性はEタイプの脳をもち、自閉症とアスペルガー症候群の大半は超男性脳をもっていることである。

同じデータを視覚化したもの（図5-11）を見ると、多くの女性はEタイプの範囲に入り、多くの男性はSタイプの範囲に入り、多くの自閉症スペクトラム症状にある人は超Sタイプの範囲に入ることを見て取ることができる。

SQとEQからの根拠以外にも、超男性脳仮説を支持する他の根拠がある。共感化検査である〝社会的失言（faux pas）テスト〟は、誰かが人を傷つけるようなことを言ったとき、それに

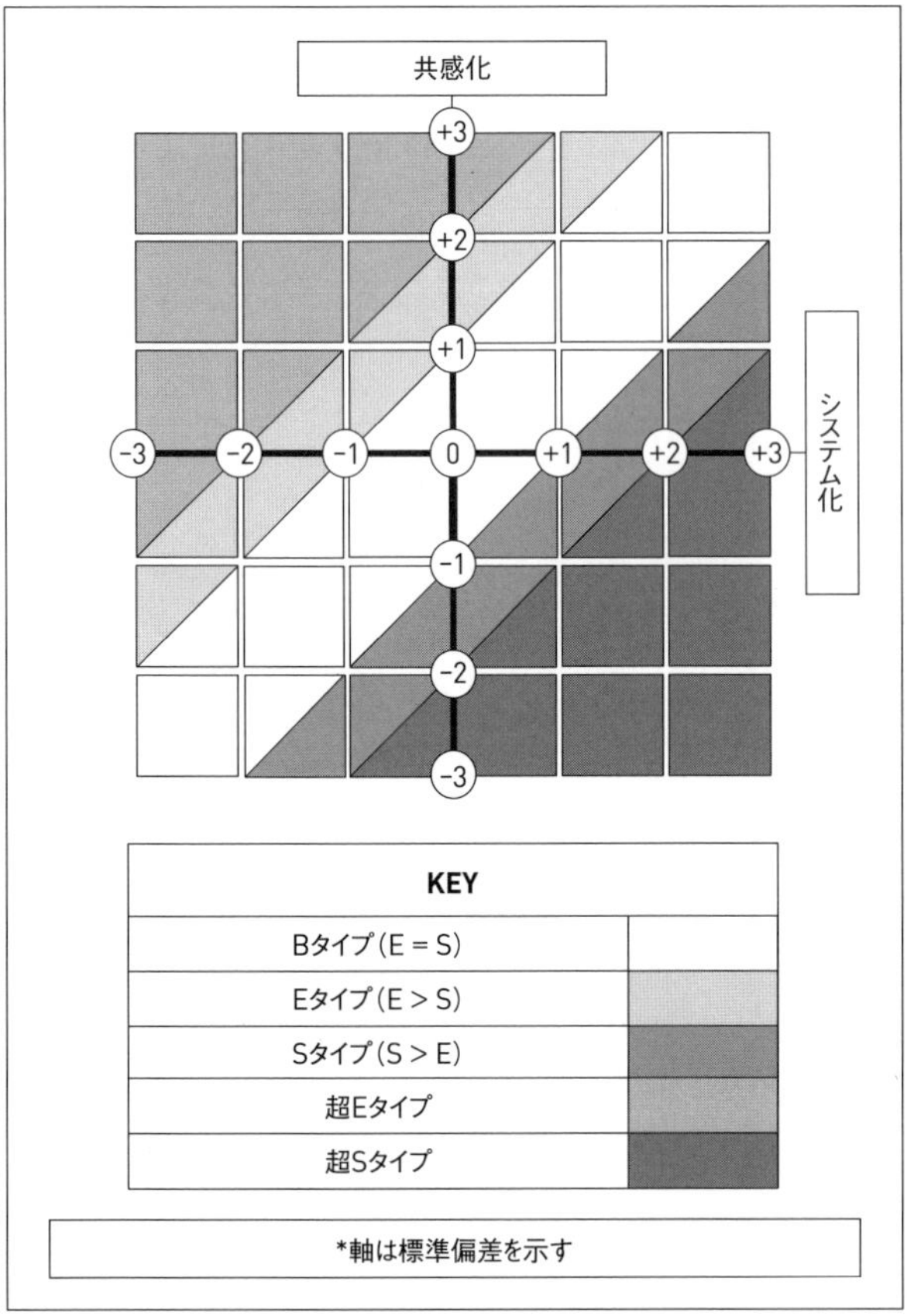

図5–10　共感化—システム化モデルと五つの脳のタイプ

表5–3　三つの主な脳のタイプを示す人のパーセンテージ

脳のタイプ	（略称）	男	女	アスペルガー症候群
E ＞ S	女脳	17	44	1
S ＞ E	男脳	54	17	27
S ＞＞ E	超男性脳	6	0	65

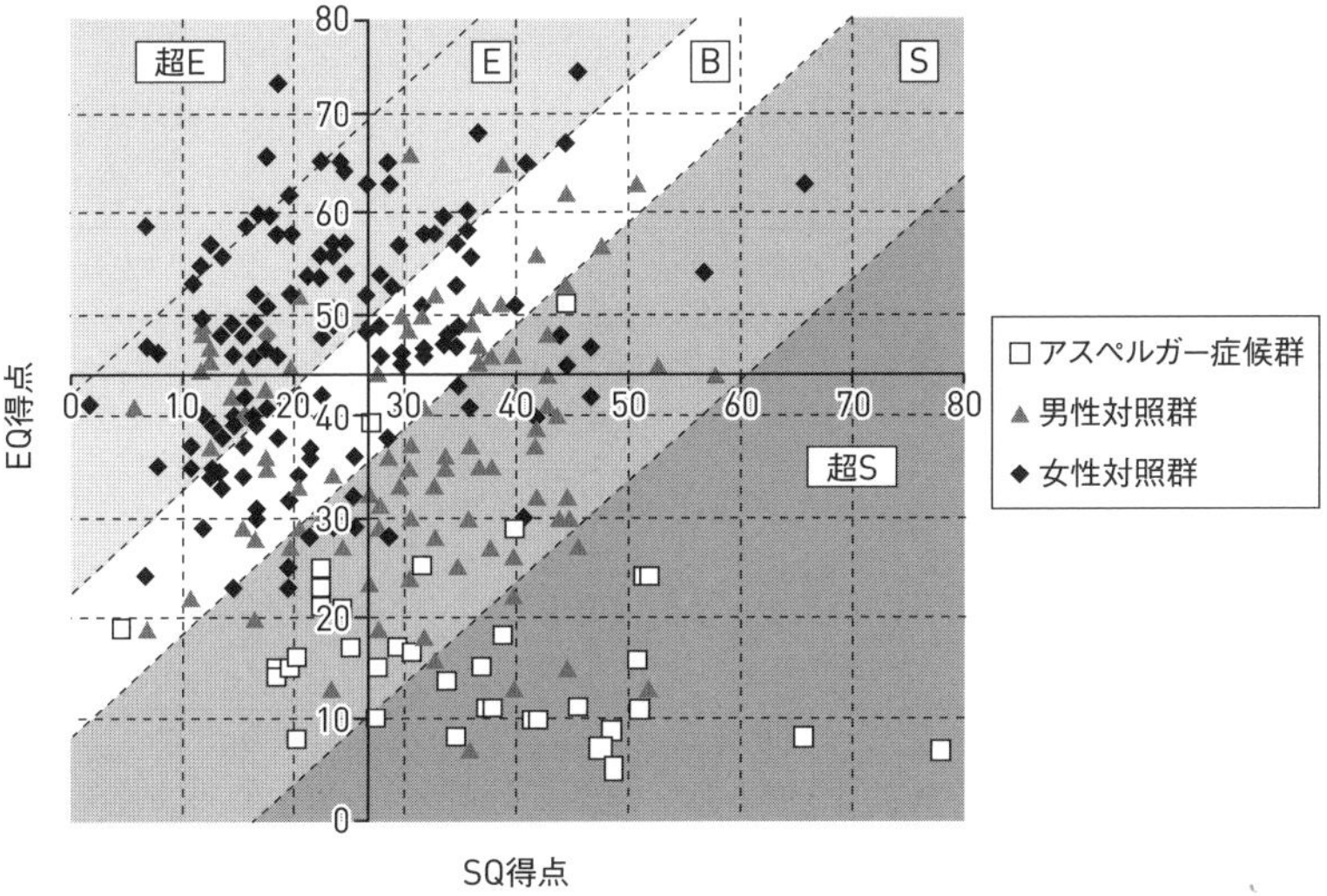

図5–11　EQ 得点と SQ 得点は超男性脳からの予測と大体一致する

気づくかどうかを調べる検査である。この検査では、女の子は男の子よりも気づきの年齢が早く、自閉症スペクトラム症状のある子どものほとんどは、男の子よりも気づく年齢が遅れる。〝視線からの心の読み取りテスト〟(Reading the Mind in the Eyes Test) では、人々の視線から微妙な感情表現を解読するとき、女性は男性よりも高い成績を上げるが、自閉症スペクトラム症状のある人の得点は一般の男性よりも低い。〝埋没図形テスト〟(Embedded Figures Test) のような細部への注意を調べる検査では、ターゲットとなる形をできるだけ早く見つけ出すとき、平均的な男性は女性よりも速いが、自閉症スペクトラム症状のある人は男性よりもさらに速い。

近年、いくつかの興味深い発見によって、超男性脳仮説は神経学的レベルへと広がってきている。たとえば、平均して、脳のいくつかの領域では、女性よりも男性のほうが小さいが、自閉症の人たちは典型的な男性よりも小さな脳領域をもっている。対照的に、脳のほかの領域では、平均して典型的な女性よりも男性のほうが大きいが、自閉症の人たちは典型的な男性よりも大きな脳領域をもっている（これらのことは、発達の時期によって違うので、明瞭には一般化できない）。平均的な男性の脳は、女性よりも大きいが、自閉症の人たちは典型的な男性よりもさらに大きな脳をもっている。これらのことを支持する研究もあるが、すべての研究がこのパターンを支持しているわけではなく、さらに研究を重ねる必要があるだろう。これらの部位については次に列挙した。

男性のほうが女性よりも小さく、自閉症では典型的な男性よりもさらに小さい脳領域

- 前帯状回
- 上側頭回
- 下前頭回

男性のほうが女性よりも大きく、自閉症では典型的な男性よりもさらに大きい脳領域

- 扁桃体（乳幼児期）
- 脳全体の大きさと重さ
- 頭囲

2D：4D比（第2指と第4指の割合）といわれる尺度を用いると、典型的な男性は女性よりも割合が低いが、自閉症においては、典型的な男性よりもさらに割合が低い。このことは、胎児期のテストステロンレベルの影響を予期させる。第六章ではこれらの神経生理学的発見に立ち戻るが、自閉症は超男性脳という考えに再度行き着くであろう。要約すると、超男性脳仮説は比較的新しい理論であり、なぜ女性に比べて男性は自閉症やアスペルガー症候群になりやすいかを理解するために重要な根拠を示してくれる。この点については、更なる検証を進めていかなければならないだろう。

大細胞仮説

自閉症についての新しい仮説は、脳内における情報処理の主要な回路である小細胞回路は損なわれていないにもかかわらず、もう一つの主要な回路である大細胞回路の特異的な機能不全があることを示唆している。この仮説の根拠となるものに、フリッカー・ペデストール・テスト（flicker pedestal test）というものがある。この検査は一度に素早く四つの四角形が提示され、新しい四角形が出てきたときにそれを報告するというものである。この検査において、自閉症の人たちは、このような変化に対しての反応が遅いと報告されている。神経細胞や神経レベルで検証可能であり、これは重要な新しい仮説の一つである。現状では、心理学的な方法によってのみテストされてきたので、これは、心理学的仮説として位置づけられている。

この仮説に潜在する問題は、自閉症の感覚的な問題（感覚過敏）は、あらゆる感覚であらわれるにもかかわらず、この仮説は視覚的な困難だけに焦点を当てていることである。この仮説はまた、自閉症の人たちは動きや変化を避けるのだろうというが、実際は、自閉症児たちは、予測可能なパターンの動きに強くひきつけられるようになる（回転するようなもの。すなわち洗濯機、おもちゃの自動車のタイヤ、扇風機など）。そのほかのこの仮説に潜む問題は、大細胞の異常は、他の症状（ディスレキシアを含む）でも見られ、自閉症やアスペルガー症候群に現われる特異的なプロフィールであるとは言い切れないことである。この仮説の最後の問題は、聴覚を用いた同様のフリッカーテストにおいて、自閉症の人たちは変化を〝より素早く〟見つけられることである。このような結果の矛盾を解明することは、今後の重要な研究課題となっている。ただし、この仮説がもつ価値は、この仮説が心理学と神経学の仮説を一体化させた研究の新しい視点を開いたことにある。

五つの仮説の要約と比較

これまで、自閉症とアスペルガー症候群の五つの主な仮説を紹介してきた。それは、次の五つである。

- 実行機能障害仮説
- 弱い中枢性統合仮説
- マインドブラインドネス仮説

■ 共感化―システム化仮説（さらに言えば、超男性脳仮説）
■ 大細胞仮説

なぜさまざまな心理学的仮説が提案されたのか、なぜこれらの仮説に違いが生じたのか、今後これらはどう発展していくのか、これらの仮説はどのように検証されていくのか、理解しようと努めても混乱してしまう人もいるだろう。仮説の違いを明らかにするためのもっとも簡単な方法は、これらの仮説が説明しようとしている内容に目を向けることである。自閉症とアスペルガー症候群には多様な行動特性があり、仮説の目的は、この行動の多様性を一つまたはいくつかの根本となる原因的要素にまとめなおすことである。表5－4は、五つの主な仮説がどの行動を説明できるかを一覧表にしたものである。

表5－4のリストを見てみると、共感化―システム化仮説が、他の四つの仮説よりも、自閉症とアスペルガー症候群の特徴をより説明可能であることが明らかである。表5－4は、これらの仮説を扱う人には説明のときに役に立つものとなるだろう。しかし、スペクトラム全体ではなく、自閉症やアスペルガー症候群の一面だけを説明しようとする仮説も提唱されていく危険性もある。自閉症スペクトラムの心理学的仮説は、スペクトラムを広範囲に説明する必要があるだろう。将来において、このような仮説が、次章に示す自閉症とアスペルガー症候群の生理学へと統合されることを期待する。

表5-4　五つの心理学的仮説が説明可能な行動の比較

	表現された特徴	領域	WCC	EF	ToM	大細胞	E-S/EMB
1	手をヒラヒラさせること	運動		○			○
2	つま先歩き	運動					
3	右利きでないこと	運動					○
4	統合運動障害	運動	○	○			
5	一定の規則性がある架空の世界を好むこと	反復			○		○
6	何度も同じことをしたり、くるくる回転したりすること	反復		○			○
7	毎日同じ服を着ること	反復		○			○
8	毎日同じ食べ物を食べたがること	反復		○			○
9	何度も何度も同じ映画を見ること	反復			○		
10	決まりきった日課や儀式	反復		○			○
11	操作やルールが繰り返されるゲームの楽しみ	反復	○	○			○
12	変化や他の視点に対するかんしゃく	反復		○	○		○
13	システムや狭い興味へのこだわり	反復					○
14	ルールやパターンを好むこと	反復					○
15	システムや順序を創造すること	反復					○
16	繰り返しを好むこと	反復		○			○
17	融通の利かなさ	反復		○			○
18	過調整	反復					○
19	統語上（文構成）の才能	言語・コミュニケーション					○
20	詳細すぎるコミュニケーション（まとめて話すことの不能）	言語・コミュニケーション			○		○
21	字義通りの言葉	言語・コミュニケーション			○		○
22	はっきりした指差しの遅れ	言語・コミュニケーション			○		○

記号　○　：仮説が説明可能
WCC：弱い中枢性統合仮説
EF　：実行機能仮説
ToM：心の理論／マインドブラインドネス仮説
E-S　：共感化―システム化仮説
EMB：超男性脳仮説

表5-4　五つの心理学的仮説が説明可能な行動の比較（つづき）

表現された特徴	領域	WCC	EF	ToM	大細胞	E-S/EMB
23 応答性の極度の少なさ	言語・コミュニケーション			○		○
24 言語発達の遅れ	言語・コミュニケーション			○		○
25 エコラリア	言語・コミュニケーション			○		○
26 語用の貧弱さ	言語・コミュニケーション			○		○
27 主客の転倒	言語・コミュニケーション			○		○
28 比喩や冗談の困難	言語・コミュニケーション					○
29 早熟な語彙の発達	言語・コミュニケーション					○
30 共同注意の遅れ（相手を見つめることを含む）	社会性			○		○
31 自己中心性（私、私、私）	社会性			○		○
32 大人との付き合いを好むこと	社会性			○		○
33 自分への気づきの欠如	社会性			○		○
34 自分の欲求の主張	社会性			○		○
35 威張った支配的な行動	社会性			○		○
36 ごまかしの理解	社会性			○		○
37 孤独を好むこと	社会性			○		○
38 駆け引きや嘘がないこと	社会性			○		○
39 相手の気持ちに基づいて自分の行動の結果を予測することの欠如	社会性		○	○		○
40 社会的集団での対処の困難（1対1の時よりも）	社会性			○		○
41 ルールに従うことの強要	社会性			○		○
42 告げ口をすること	社会性			○		○
43 気持ちや意図の読み取り困難	社会性			○		○
44 頻繁な失言	社会性		○	○		○

表5-4 五つの心理学的仮説が説明可能な行動の比較（つづき）

	表現された特徴	領域	WCC	EF	ToM	大細胞	E-S/EMB
45	相手の本能的な動作（合図、しぐさなど）への気づきの困難	社会性			○	○	○
46	ふり遊びへの無関心	社会性			○		○
47	だまされやすさ	社会性			○		○
48	アイコンタクトの異常	社会性			○	○	○
49	感情認識の困難	社会性			○		○
50	情緒よりも正義を基礎とした道徳	社会性			○		○
51	他者の視点に立つことの困難	社会性			○		○
52	独り言が多い傾向	社会性		○	○		○
53	役割交代の困難	社会性		○	○		○
54	他者のパーソナルスペースへの侵入	社会性			○		○
55	相互関係やソーシャルスキルの欠如	社会性	○		○		○
56	仮定や架空（「ふり」「つもり」）の視点に立てないこと	社会性			○		○
57	誤信念課題通過の遅れ	社会性			○		○
58	定型的な認知における性差	認知					○
59	他者の評価や他者がやることへの無関心	認知					○
60	真実の探究	認知					○
61	より広い視野でのプランニングの困難	認知	○	○			○
62	単一指向性	認知		○			○
63	局所的な処理	認知	○				○
64	一般化を嫌うこと	認知					○
65	現象をありのままに直感的にとらえること	認知			○		○
66	そっくりそのままの意味に受け取ること	認知			○		○
67	音楽の才能	認知					○

表5-4　五つの心理学的仮説が説明可能な行動の比較（つづき）

	表現された特徴	領域	WCC	EF	ToM	大細胞	E-S/EMB
68	芸術、記憶、計算における断片的な能力	認知					○
69	精密で正確な視覚的細部の（とらえ方）	認知		○			○
70	同時に複数の事を行うことの困難	認知		○			○
71	細部や事実についての優れた記憶	認知		○			○
72	白か黒かの思考	認知			○		○
73	完璧にコレクションすること	認知		○			○
74	名前や出来事や事実の羅列的学習	認知					○
75	リストの作成	認知					○
76	仲間集めや分類	認知					○
77	言葉の意味の収集	認知					○
78	間違い探し屋（エラーチェッカー）	認知					○
79	数を数えること	認知					○
80	算数の問題を解くこと	認知					○
81	カレンダーや時刻表を覚えること	認知					○
82	IQを下げるリスク	認知	○	○			?
83	全体構造の理解	認知					○
84	「積木模様」テストの特異的な高さ	認知	○				○
85	細部への注意の優秀さ	認知	○				○
86	感覚的な過敏性	認知	○				○
87	ジグソーパズルが得意	認知	○				○
88	注意の切り替えの困難	認知		○			○
89	純粋な作り話よりも科学フィクションを好む傾向	認知			○		○
90	過読症（ハイパーレクシア）	認知					○
91	空間流暢性の低さ	認知				○	

The biology of autism and Asperger syndrome

第六章

自閉症とアスペルガー症候群の生物学

Key Points キーポイント

自閉症スペクトラム症状が生物学的なものに由来することは、もはや疑いない。最も強力な証拠は遺伝理論を支持するものである。自閉症とアスペルガー症候群の遺伝率は100%ではない。これは、リスク遺伝子と相互作用する可能性のある何らかの環境的な要因もあることを意味する。何が環境要因となるのかは、まだ解明されていない。自閉症スペクトラム症状を診断する生物学的マーカーは見つかっていないが、生物学的側面への研究は、加速度的に進んでいる。特に社会的情報の処理過程に影響する、出生前、出生後の脳の発達が非定型である証拠が示されている。

第一章で、1964年にブルーノ・ベッテルハイム（Bruno Bettelheim）が、自閉症は両親の不適切な愛情による単なる情緒障害であると指摘したことを述べた。1982年になってさえ、ニコ・ティンバーゲン（Niko Tinbergen）は彼の著書で、自閉症の原因としての〝不安〟について記述している。この症候群が単に〝心因性〟のものであると主張することが、まだ可能だったのである。心因性、というのは単に「心」という意味である（心と脳を別のものと考え、何らかの点で情緒が通常の発達に失敗しただけの通常の脳の発達の子どもであるというような考えである）。

自閉症は、単に心因性の要因によって起こるとするさまざまな学説は、多くの生物学的医学的研究によって否定された（巻末注6-1）。生物学的医学的研究は、自閉症の脳には多くの相違があ

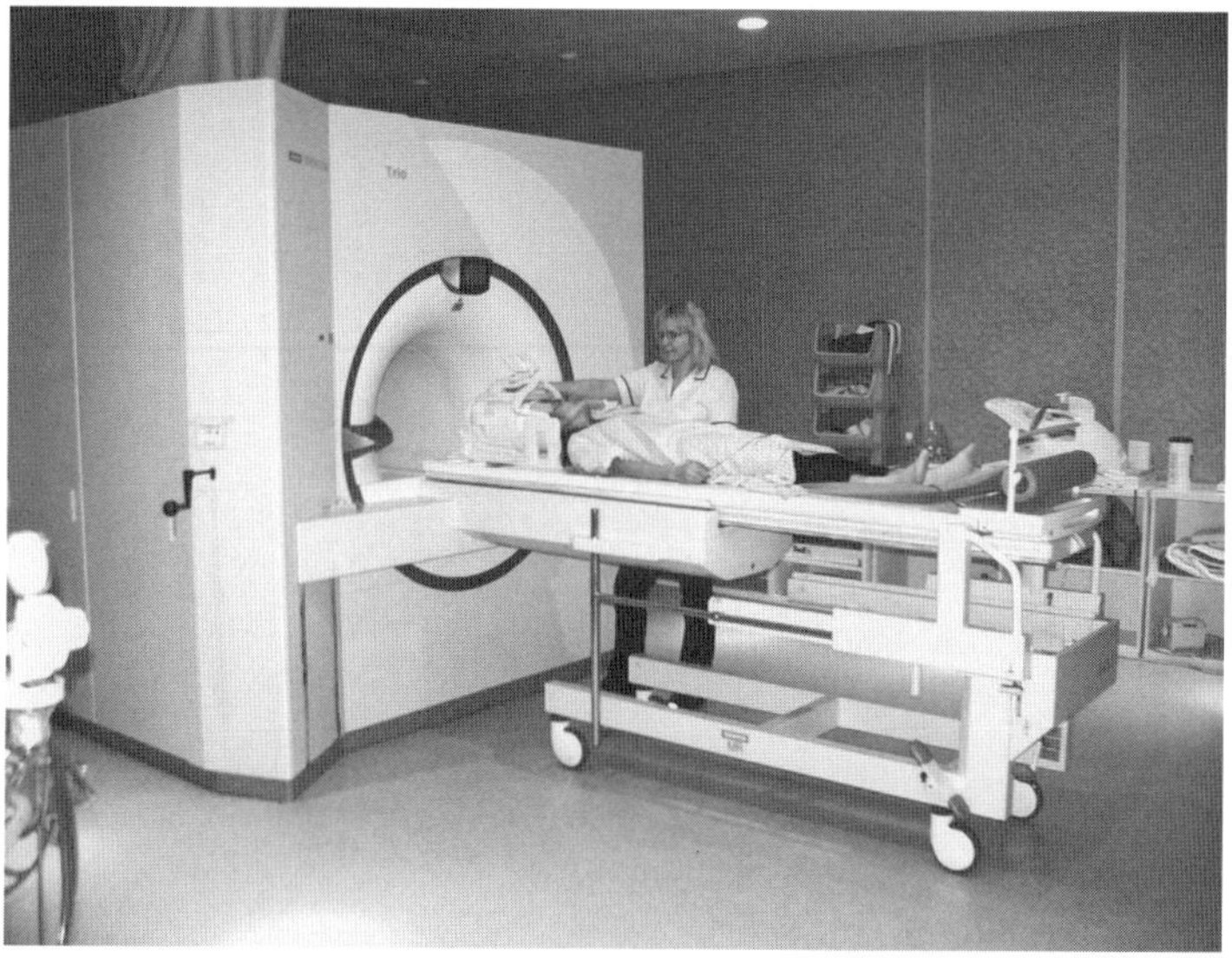

図6–1　MRI

るということを明らかにしている。この章では、自閉症とアスペルガー症候群について生物学がわかっていることを簡単に述べる。

自閉症とアスペルガー症候群における脳の形態と機能に関する仮説

脳スキャン（図6–1）は、研究者に、生きている状態での自閉症の脳の研究を可能にさせた重要な機器である。それは、この数十年で大きく変わった。1970年代には、CT（コンピューター断層撮影法）を使うことが流行だった。1980年代にはSPECT（単一光子放射断層撮影法）、1990年代にはPET（ポジトロン断層撮影法）が、そして21世紀にはMRI（核磁気共鳴画像法）が主流である。脳スキャンによって、我々は何を学んだろうか？

脳全体の体積と成長

最も著明な所見は、自閉症の子どもは乳幼児期（人生の初期の数年）に〝脳肥大〟の期間を経験するというものである。すなわち、彼らの頭（と脳）は平均よりも速いペースで成長するのである。これは〝頭囲〟の測定で明らかだが（頭蓋骨の周囲を巻尺で測定する場合）、それだけではなく、脳構造のスキャンでも（発達のある時点での脳の大きさの写真により）確認できる。さらに、自閉症の脳は大きさでも重さでも平均以上である、とした研究は、剖検研究（訳注1）によっても裏づけられている。これらの違いは、自閉症の診断を受けたすべての人に適用できるわけではないが、二つの群（診断のある人と診断のない人）を比較すると、平均値が異なっているので違いは明白である。

脳の発達を加速し、初期の脳の肥大を引き起こしている原因は、まったくわかっていない。剖検研究は、〝海馬〟や〝扁桃体〟といった脳の領域で、細胞の密度（より多くの神経単位または神経細胞）が増加していることを示唆している。〝樹状突起〟（または神経間の接続）も同様である。特に、前頭葉において、より広範囲の過剰成長（増殖）も認められる。しかし、他の研究では、これとは反対の発見も指摘されている（たとえば、扁桃体におけるより少ない神経単位など）。これらの相違については、さらに研究が必要であろう。

脳構造の違い

脳の領域を比較すると、いくつかの領域で違いが認められる。一致している見解は、自閉症者では、〝扁桃体〟（情動反応や他者の感情を認識することに関与する）、〝海馬〟（記憶に関与する）、〝尾状核〟

訳注1　死亡後の解剖による研究。

と〝小脳〟の一部（注意の切り替えや協調に関与する）が、小さいということである。とはいうものの、自閉症の青年や成人では扁桃体が平均より小さいといわれており、その反面、幼児においては、扁桃体は平均より大きいという指摘もある。自閉症者の別のグループは、小脳が大きいという異常を示している。

加えて、自閉症者では〝灰白質〟と〝白質〟が多い。特に前頭葉（その中でも特別なのは、前頭前皮質背外側部と前頭前皮質内側部）で顕著である。灰白質には神経細胞の細胞体が存在する。これに対して、白質は軸索（または接合部）ばかりの部位である。機能の違いとして、灰白質は神経細胞（つまり情報を処理する器官）、白質は電線の役割である。いくつかの研究は、灰白質の過剰成長は5歳以前だけに見られ、それ以降は見られないとしている。この発達パターンを確認するためには、さらなる研究が必要であろう。早期の灰白質の増殖は神経細胞の存在が多すぎることを反映していると考えられる。

脳機能の違い

ＳＰＥＣＴ、ＰＥＴと機能的ＭＲＩ（ｆＭＲＩ）は、脳構造の画像だけでなく、ヒトがある課題に取り組んでいるときの脳活動のイメージも与えてくれる。この活動は、通常、〝酸素を含んだ血流量〟として記録される。さらに、神経科学者は、次のような仮説を立てた。ある課題（たとえば、人の正面からの顔を見るというような）に取り組んでいるときに、対照とする課題（逆立ちをしている人の顔を見る）に取り組んでいるときに比べて、脳の一領域で血流量がより増加していれば、その脳領域がその課題（たとえば、人の顔を見る）の実行に関わっているに違いない、というものである。これは、脳の領域で行われる「働き」を支えるためには、より多くの酸化血を必要とするためである。課題に取り組んでいるときの、異なった脳領域での血流量の増加、または減少は、課題を解決しようとしているときに働かせる脳領域の違いのために起こるものである。

自閉症者が〝マインドリーディング〟課題（他者の考えや感じ、意図や感情を考える）に取り組んでいるときに、〝社会脳〟とよばれる脳領域間の高速ネットワークが一貫して不活発であるという異常が発見された。この社会脳のネットワークは、少なくとも七つの脳領域を含んでいる。

社会脳の領域

- 前頭前皮質内側部
- 眼窩前頭皮質
- 扁桃体
- 紡錘状回顔領域
- 側頭・頭頂接合部
- 上側頭回
- 下側頭回
- 前帯状皮質
- 後帯状皮質／楔《けっ》前部

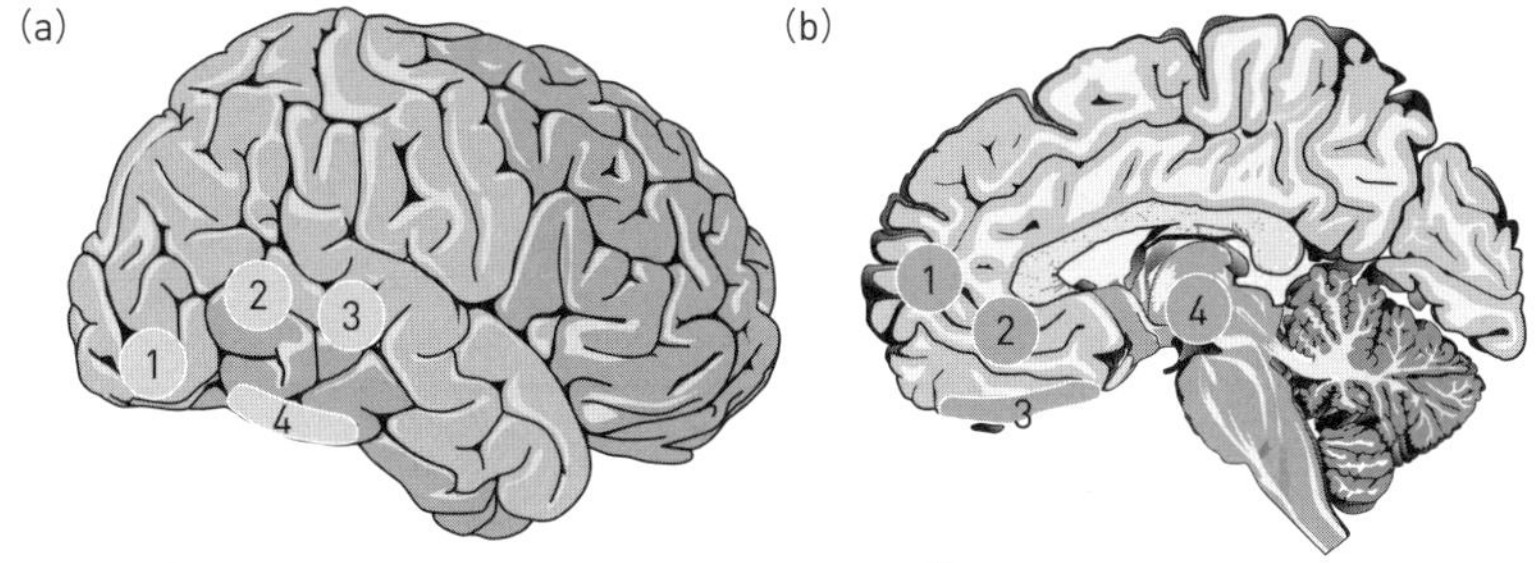

図6-2 社会脳

共感や心を読むといったいくつかの状況で、定型発達者の脳では、それぞれの脳領域が活性化するが、自閉症者の脳では不活発で異常である。図6-2に、これらの脳領域のおおよその位置を示した。

ミラーニューロン仮説

近年、一つの新しい神経生物学仮説として自閉症の「ミラーニューロン」仮説が現れた。この考え方は、定型発達者の脳ではヒトが実際に何かを実行しているとき（たとえば、コップに手を伸ばす）だけでなく、他者が同じ行動（たとえば、コップに手を伸ばす）をしているのを観察しているときにも、活性化する脳領域がある、というものである。

ミラーニューロン仮説は、最初、動物の研究（サルを使った）から発見された。特別な神経細胞（あるいは神経細胞の集合）の電気的活動を測定するために、サルの脳に深く電極を埋め込んで実験を行っていた。その実験の最中、サル自身がある行動を実行しているときと、他の動物が同じ行動を実行しているのを見ているときの両方で、まったく同じ神経細胞が反応したのである。これがミラーニューロンの発見である。これらのミラーニューロンは、サルでは、前運動前野（ヒトではおおむね下前頭回にあたる）と頭頂葉腹側部にある。

しかし、動物では個々の神経細胞（あるいは神経の一群）を直接研究することが可能であるのに対し、ヒトでは個々の神経を観察することはいまだにできない。したがって、「ミラーニューロン」という用語よりも、「ミラーニューロンシステム」と呼ぶ方が、より正確だろう。用語上の問題はあるものの、脳のミラーニューロンシステムの考え方はとても重要となる可能性がある。つまり、われわれが他者からどのように学ぶのか、どのように他者を同定し、他者の行為の感覚をどのように理解するのか（すなわちどのように社会的になっていくのか）ということを説明できるかもしれないのだ。

ニューロイメージングの研究は、自閉症児が感情に合わせた表情を〝作る〟ときや他者の感情の表情を〝見る〟ときには、定型発達の子どもの脳と比較して、〝下前頭回弁蓋部〟の活動が少ないことを発見した。弁蓋部は下前頭回の一部であり、ミラーニューロンシステムの一部と考えられている。そこで、自閉症は「壊れた鏡」（ミラーニューロンシステムの障害）による症候群であるという考えに至った。この比喩は的確とはいえないものの、その後の神経科学においては、重要な可能性を含んでいるとされている。しかし、この仮説と一致しない点が一つあることは指摘しておく必要がある。すなわち、一部の自閉症者は、分野によっては優れた模倣技術を持っている（たとえば、エコラリア、または他者の話をイントネーションやアクセントまで大変な正確さでそのまま模倣する）、という点である。

神経伝達物質レベルでの違い

自閉症の脳の研究により明らかになった違いは、脳構造と脳血流量だけではない。さらに、神経伝達物質（一つの神経細胞から他の神経細胞へ電気化学的信号を運ぶ化学物質。神経細胞間のシナプス間隙を越えて信号を伝える）も異なっていることが発見された。注意を払う必要のある二つの神経伝達物質は、〝セロトニン〟（serotonin;5-hydroxytryptamine, または5－HT）と〝GABA〟（ギャバ：ガンマアミノ酪酸）である。

セロトニン

セロトニンは、中枢神経系のセロトニン作動性のニューロンで合成されるモノアミン神経伝達物質である。怒り、攻撃、気分、睡眠、食欲を調整する際に重要な役割を果たす。セロトニンの名称は、発見されたときの由来によるものである（血管を収縮させるときに発見されたことから、「血管の状態に影響する」を意味している）。学名の5－HTも、よく使われる。

うつや強迫神経症（OCD）のような精神症状は、脳内のセロトニンレベルの〝低下〟から起こる。しかし、自閉症者の場合、これとは反対の異常がみられる。すなわち、セロトニンレベルの上昇である。このようなセロトニンレベルの〝上昇〟が自閉症者に及ぼす効果については明らかになっていない。

GABA（ギャバ）

GABAはGABA作動性ニューロンによって生成される。GABAは、成人の脳では抑制系の役割を担う。したがって、GABAの減少レベルを研究することは有意義である。これが、自閉症者を過剰反応や過剰刺激の状態にさせているかもしれず、自閉症者の不安や感覚過敏に関係している可能性がある。

電気生理の違い

他の脳機能の研究方法として、EEG（脳波図）やERP（事象関連電位）を使って、頭皮上の電気活動を測定する方法がある。これらは、頭皮に電極を置いて頭蓋骨表面と脳内の異なった場所から放射されている電気活動を拾う。EEGが「安静時」の脳を測定し、主にてんかんの診断に用いられるのに対し、ERPは刺激（通常、視覚的または聴覚的）が提示されてから脳が反応するまでの速さを測定する。これらの電気生理的手法は他の脳スキャン（PET、fMRI）に比べて、時間分解能において優れているが、空間位置確認（電気信号を発生している脳の部位の特定）に関しては劣ると考えられている。

ERPを用いて、P3a（novelty P3とも呼ばれる。反復音の連続の中に異なった音を聞いたときに常に見られる脳波）が、自閉症者では異なっていることが発見された。異なった音を見つける際には、注意を向けることが必要である。自閉症では注意の振り分けが小さく、定型的でなかった。ここから確かに言えることは、これは非定型的な注意の指標であるということである。自閉症者には感覚過敏がある。従って、違いを見つけるために、彼らの脳は少しだけの注意の振り分けにしなければならないのだ。

ＥＲＰは聴覚的な刺激だけではなく、視覚的な刺激に対しても用いられる。たとえば、定型発達者の脳でのＮ１７０は人の顔に対して、そうでないものに比べて大きく反応する。特に、脳の右半球で反応が認められる。しかし、自閉症児では、Ｎ１７０は、顔よりも家具に対して、脳の両半球でより大きく反応する、という研究がある。これらの発見は、電気生理的手法は自閉症の非定型の「社会脳（ソーシャルブレイン）」の機能を鋭敏に測定できることを示している。

剖検（死亡後の解剖）による研究

脳スキャンは、脳の一つひとつの細胞のイメージまでは映すことができない。したがって、自閉症と定型発達の脳をきめ細かく観察することは難しい。これに対して、伝統的な手法である死亡後の組織病理学は、きめ細かい観察が可能である。しかし、当然のことだが、こういった科学は、研究のための組織の入手が困難であるために、なかなか進まない。死亡後に研究された自閉症の脳からは、小脳の〝プルキンエ細胞〟が少ないことが明らかにされている。

プルキンエ細胞は小脳内のＧＡＢＡ作動性のニューロンであり、たくさんの樹状突起（神経細胞間の分岐）をもっている。それらは、抑制機能と中枢の協調の役割を果たしている。死亡後の組織病理学から明らかになった他の重要な発見は、海馬、扁桃体、帯状回前部、嗅内皮質、乳頭体における、細胞密度の増加、神経細胞の密度の増加、細胞サイズの小ささ、である。これらの部位はみな、〝大脳辺縁系システム〟にある。

扁桃体の異常は、〝自閉症の扁桃体仮説〟につながった。これは、〝クリューバービューシー症候群〟とも関連している。この症候群は、実験室で人工的に作られたものである。サルの扁桃体（両方、脳の両側に一つずつある）に、人工的に障害を起こした（実験的に破壊した）ところ、そのサルは、社会性が低下し、他のサルが友好的なのか攻撃的なのか判断できなくなった。また、口唇傾向（何でも口に入れようとする）が高まり、社会的抑制が外れ、常同行動まで見られるようになった。このような理由から、クリューバービューシー症候群は自閉症の動物モデルと考えられるようになった。

こういったことから、扁桃体は「社会脳（ソーシャルブレイン）」における重要な領域として注目されている。しかし、われわれは、本当の自閉症の動物モデルは存在し得ないことを心に刻んでおくべきである。自閉症のコミュニケーションや共感性の困難さは、ヒトならではの複雑な脳活動によるものだからである。

遺伝要因

自閉症とアスペルガー症候群が遺伝性の症状であることは、もはや疑いがない。それは、両親または親のどちらかから継承された遺伝子が、自閉症の脳の発達において、思いがけない役割を果たすことを意味する。次のような理由から、遺伝要因があることは確実である。

- 双生児の研究：一卵性双生児の場合は、どちらかが自閉症であれば、もう片方が自閉症スペクトラム症状をもつ確率は非常に高い（60～90％）。二卵性双生児の場合、両方が自閉症状である確率（一致率）は、5～10％ほどである。
- 家族内の自閉症傾向：もし、家族の中で自閉症またはアスペルガー症候群の子どもが一人いたら、きょうだいが自閉症スペクトラム症状をもつ確率は、およそ5～10％である。
- 家族内の関連症状：他のきょうだいが自閉症やアスペルガー症候群でなかったとしても、ディスレクシアや言語発達遅滞など、関連した発達上の問題をもっている可能性がある。
- 幅広い自閉症の表現型：両親やきょうだいが、軽い自閉症の反応を示すことがあり、幅広い自閉症の表現型（ＢＡＰ）と言われることがある（巻末注6－2）。社会的相互作用の混乱や低下、あるいは軽い強迫症状（限定された強い興味や、同一性の保持の感覚）、細部への特別な注意と強い記憶力を示すかもしれない。両親やきょうだい自身は自閉症やアスペルガー症候群でなかったとしても、そういった特性の軽い症状はもっている。
- 染色体15q11-q13などで、〝染色体の異常〟（欠損や重複等）が発見されている。
- 定型発達者と異なり、自閉症スペクトラム症状をもつ人には、突然変異または候補遺伝子における〝変異〟が発見されている。ＧＡＢＡ受容体の構成要素である7q22-q33にあるFOXP2、RAY1/ST7、IMMP2L、RELNなどの遺伝子、染色体15q11-q13にあるUBE3A遺伝子、17q11-q12上にあるセロトニントランスポーター遺伝子（5-HTT）、3p25-p26にあるオキシトシン受容体などに変異が認められる（数字と記号は染色体上の遺伝子の位置を示している）。

どれぐらいの数の遺伝子のリスク（または「感受性」）が重なると、自閉症やアスペルガー症候群が発症するのかは明らかになっていない。また、自閉症とアスペルガー症候群というサブグループにどんな遺伝子上の相違があるのか、自閉症スペクトラム症状の診断のための遺伝子も、いまだ明らかになっていない。

ステロイドホルモン要因

自閉症とアスペルガー症候群は女性よりも男性に多くみられるのにもかかわらず、これまで、〝テストステロン〟（他のアンドロゲンも）や〝エストロゲン〟などの、性関連ホルモン（ステロイドホルモン）の役割についての研究がなされてこなかったのは、驚くべきことである。

〝アンドロゲン〟はステロイドホルモンの一種で、すべての脊椎動物において脳と肉体の男性化をコントロールする。アンドロゲンは、全身、特に脳に多く見られる〝アンドロゲン受容体〟と結合して働く。アンドロゲン受容体には一つの型しかなく、アンドロゲンは男女の副腎と、男性ではさらに精巣で生成される。それゆえに、通常は男性のほうが高濃度のアンドロゲンをもっている。

副腎の一部（〝網状帯〟）はコレステロールからアンドロゲンを生成する。たとえば、DHEA（デヒドロエピアンドロステロン）、アンドロステンジオンを生成する。これらは、テストステロンのような強いホルモンに比べて弱いステロイドである。たとえば、アンドロステンジオンの男性化の効果は、テストステロンの7分の1である。前立腺がんのようなある種のがんは、ホルモンに対して感受性があるので、がん細胞の成長のためにテストステロンを必要とする。このような理由から、こういったがんにはホルモン療法を用いる。

〝エストロゲン〟もステロイドホルモンであり、エストロゲン受容体と結合する。エストロゲン受容体にはαとβの2種類があるが、βレセプターは脳に見られることから、非常に興味深いものである。3種類のエストロゲンは、エストラジオール、エストリオル、エストロンと呼ばれている。ほとんどの人は、エストロゲンとアンドロゲンはまったく違うものだと思っているが、実のところは、エストロゲンはアロマターゼのような酵素の作用によって、アンドロゲンから生成される。たとえば、テストステロン（アンドロゲン）はアロマターゼによってエストラジオールに変化する。いわゆる男性ホルモン、女性ホルモンというものは、実は密接に関連しているのだ。

エストロゲンは植物（大豆やクローバー）にも見つかるが、これらは植物性エストロゲンと呼ばれている。エストロゲンは、男女の副腎と女性ではさらに卵巣で生成される。したがって、女性は高濃度のエストロゲンをもっている。多くの乳がんは、ホルモンに対して感受性があるので、がん細胞の成長のためにエストロゲンを必要とする。このような理由から、こういったがんには抗エストロゲン療法のようなホルモン療法を用いる。

これに関連して、オランダのある研究では自閉症の少年は平均よりも早く思春期を迎えるようだ、と報告されている。男性の場合、思春期発現のタイミングはテストステロンの濃度によって調整される。イギリスの研究では、アスペルガー症候群の女性では、〝初潮〟年齢として示される思春期は平均よりも遅くなる（おおよそ9か月程度、遅い）。少女の思春期発現のタイミングは、エストロゲンとテストステロンの濃度に影響される。

アスペルガー症候群の女性では、〝多嚢胞性卵巣症候群〟（PCOS）も多くみられる。これは、生理不順や初潮の遅れ、男性型多毛症（体毛）などによって診断されるが、これらは、高濃度のテストステロンの結果である。乳がんや卵巣がんになる確率も高いが、これらのがんもまた、ホルモンに感受性が高い。興味深いことに、こういった特徴（PCOSやホルモン感受性がんの発症率の上昇）は、自閉症の子どもをもつ母親にもみられる。これは、おそらく遺伝要因から生じるホルモン失調症であることを、間接的に裏づけている。

自閉症とアスペルガー症候群にホルモン要因が何らかの影響を与えている、という考えは、自閉症の〝胎児期アンドロゲン仮説〟とも関連している。動物では、胎児期のテストステロンが脳を男性化させることが知られている。妊娠中に羊水検査（臨床診断法。赤ちゃんがお風呂のように使っている羊水を長い針を使って抽出する。胎児が分泌するテストステロンの分析ができる）をした女性の追跡調査がある。その子どもたちの出生後をフォローアップしたところ、胎児期にテストステロンが高濃度だった子どもは、幼児期に、視線が合いにくく、言語発達の遅れもみられた。小学校では、彼らは、より社会性の困難さが生じ、共感がもちにくく、システム化に強い興味を示した。

これらの研究は、他の定型発達児における個人差も調査しているが、まだ胎児期のテストステロンが自閉症を起こすとは結論づけられない。これらの研究対象児たちには診断がついていないからだ。第三章で説明した児童用ＡＱ（自閉症スペクトラム指数）を母親に記入してもらったところ、胎児期テストステロンが高濃度の子どもはＡＱも高いスコア（より自閉的な特徴）を示したことは、大変興味深い。しかし、胎児期アンドロゲン仮説は、羊水サンプルと実際の診断とを関連させたフォローアップデータが十分に集まらないと、明言できない。

ペプチドホルモン要因

ここ何年かの研究で自閉症と関連する二つの非ステロイドホルモンがあることがわかった。どちらもペプチドホルモンである。

その一つは、〝オキシトシン〟である。興味深いことに、オキシトシンは脳内で神経伝達物質として作用する。自閉症では、オキシトシン濃度が平均を下回っている。オキシトシンは

「愛着のホルモン」と呼ばれることもあり、社会的関係を作るうえで重要な役割を果たしている。このホルモンは出産（オキシトシンは分娩の際に、子宮頸部と膣の膨張の後、分泌され、娩出を促進する）、愛着（哺乳時の乳首への刺激に反応して分泌され、乳汁分泌の「射乳反射」を促進する）、恋愛の親密性（オルガニズムの際に男女両方で分泌される）にも関係している。血漿で測定したオキシトシン濃度は、性行為の際が最も高いという報告もある。

オキシトシンは、脳の視床下部にある大細胞の神経分泌細胞で作られて下垂体から血液に分泌される。オキシトシンは、もう一つのペプチドホルモンである〝バソプレシン〟（抗利尿ホルモン）とは異なっている。オキシトシンが作用するためには、オキシトシン受容体を必要とする。扁桃体、前頭前皮質腹側部といった脳の領域には、非常にたくさんのオキシトシン受容体がある。自閉症では、社会的刺激に対して、それらの脳領域は低活性である。

オキシトシンは、はじめは、二つの種類のハタネズミの研究から、社会的行動において重要な役割を果たしているとして注目された。プレーリーハタネズミは、一夫一婦制をとっており、性行動の間、メスの脳にはオキシトシンが、オスの脳にはバソプレシンが放出されている。これとは対照的に、近縁種のアメリカハタネズミは、とても乱交雑である。科学者たちは、次のような議論をした。オキシトシンをコントロールしている単一の遺伝子が継がれるのなら、アメリカハタネズミの乱交雑は減少し、プレーリーハタネズミのようになるだろう。社会的に分離された生活から、つがいを得るだけの社会的に分離された生活から、家族とともに暮らし、幼い子どもたちの世話をする、より社会的な生活スタイルに移行するだろう。

ヒトについての研究では、点鼻スプレーを使用してオキシトシンを投与し濃度を上昇させれば、他者の表情の感情表現を認識する能力が改善され、他者との相互交渉をより期待するようになる、ということがわかっている。自閉症者へのオキシトシンの静脈注入は、点鼻薬と同様に感情に気づくスキルを向上させた。

薬物療法としての自閉症者へのオキシトシン投与が、社会的行動と共感性に対してだけ効果があるかどうかは明らかになっていないが、自閉症者の反復行動が減少したということは報告されている。これは、システム化の減少をも意味するだろう。この興味深いホルモンについては、もっと研究が必要である。潜在的な副作用として、ラットへのオキシトシン注射では、オスの勃起が増加するという結果が指摘されている。遺伝子に関する発見として、自閉症では対照群と比べてオキシトシン受容体遺伝子の異型頻度が高いと確認されていることを述べておく。

否定された予防接種原因説

１９９７年、ロンドンの医師、アンドリュー・ウェイクフィールドと彼の研究チームは、有名な医学雑誌の『ランセット』に論文を発表した。自閉症が、ＭＭＲワクチン（麻疹、耳下腺炎、風疹の三種混合ワクチン）によって引き起こされている可能性を示唆したのだ。これは、12人の子どもについて研究したものである。この論文によって、メディアが熱狂的に警告を発し、ＭＭＲワクチンの接種率は60％にまで落ちた（「集団免疫」としては95％の接種率が要求されるにもかかわ

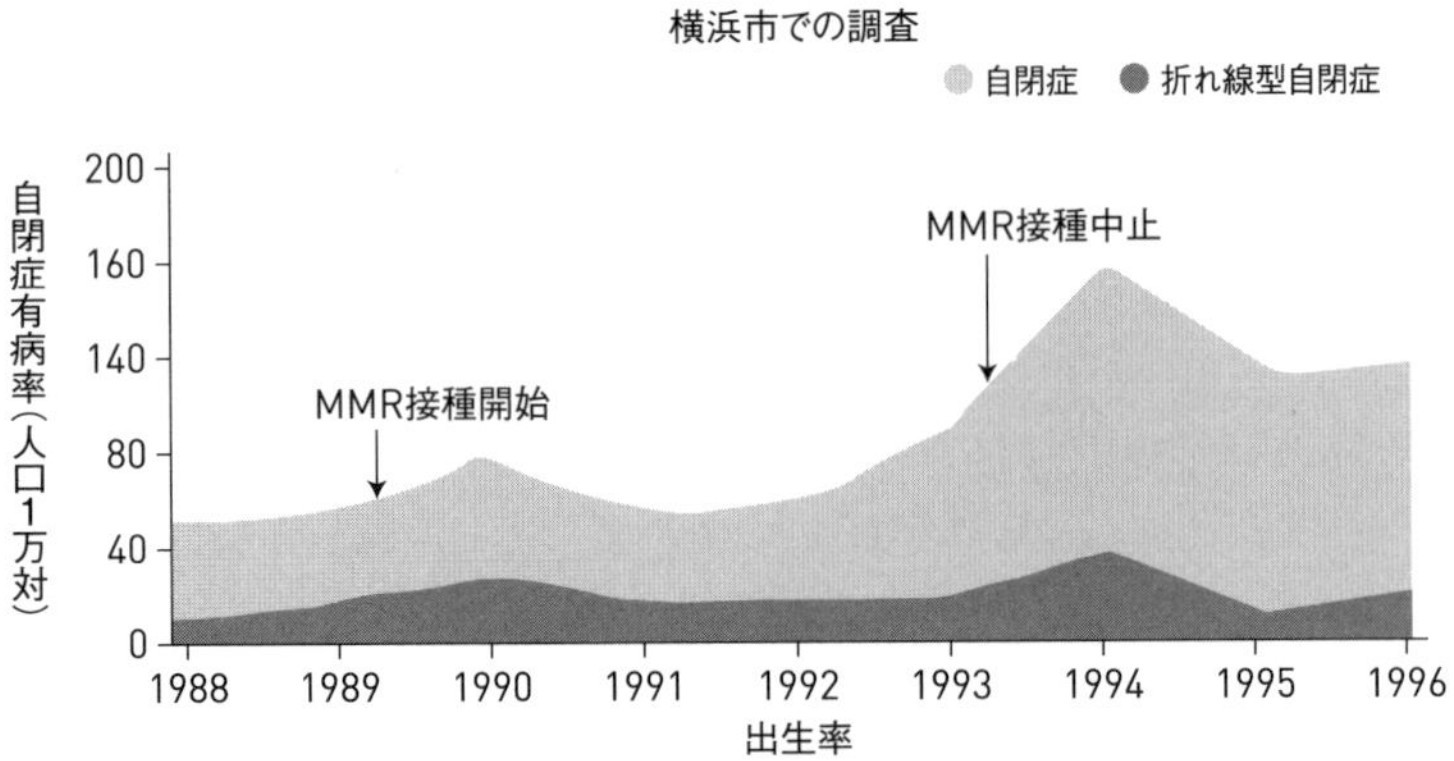

図6-3 MMRと自閉症

らず）。はしかは、子どもにとっては命にかかわる病気である。英国全域で接種率が落ちた10年間に、はしかの症例が報告され、公衆衛生上の問題が懸念された。

このMMRワクチン説に反する論拠は、日本の3万人以上の子どもの研究から確認された。日本では、MMR三種混合ワクチンの副反応が問題となり接種が中止された。しかし、接種中止後も、自閉症の有病率は上昇を続けたのだ（図6-3）。デンマークでは、MMRを導入した地域と、導入しなかった地域があったため、接種した群と接種しなかった群の多人数での比較が可能であった。だが、自閉症の有病率に差はなかった。この二つの研究から、MMRは自閉症とは関係ないことが示唆された。報道したメディアは科学的に誤った情報が広がる一因を作ったとして批判された（2006年3月22日のデイリーメールの見出し「MMRの恐怖が実現する」）。

アンドリュー・ウェイクフィールドの『ランセット』の論文の共著者のほとんどは、自分たちの主張を公に撤回した。ウェイクフィールド自身もロンドンのロイヤルフリー病院の職を辞任させられた。根拠が確実でなく、しかも公衆衛生上のワクチンプログラムをおびやかすような理論に執着して論じてしまったことで、医療の基本となるヒポクラテスの誓い（「害があってはならない」）に反してしまったかもしれないという理由からである。彼は、その後テキサスに行き、自閉症の支援団体で働いていた。MMRの後遺症で自分たちの子どもが脳障害を負ったと、いまだに信じ込んでいる親が、わずかながらいたからだ。このことは、誰かや、何らかの環境の「せいにしたい」保護者たちの欲求を反映している（訳注1）。

併存することの多い症状

自閉症は他の状態、たとえば神経病理学的な原因のものと関連していることはだいぶ以前からわかっていた。それは、以下のようなものを含んでいる（限定するものではない）。

精神医学的症状

- うつ：アスペルガー症候群の、少なくとも50％に認められる。原因の一つとして、彼らが定型発達者との違いや困難さを強く認識しているということがある。
- 不安：特に社会的不安
- 強迫神経症（ＯＣＤ）：自閉症の症状である「こだわり」と混同するべきではない。自閉症の「こだわり」は、たんに限定された興味である。これに対して、ＯＣＤの「強迫観念」は、不安が原因の侵入的な思考である。
- 摂食障害：未診断のアスペルガー症候群の少女が摂食障害症状を示す可能性を示唆す

訳注1　２０１０年に『ランセット』はウェイクフィールドの論文を公式に撤回した。ウェイクフィールドの論文は捏造されたデータによることが発覚した。その後、彼はテキサスの自閉症の支援団体を辞任している。

る研究がいくつかある。限定された興味が、自分の体重と食べることに焦点化してしまったこと、あるいは、社会的困難さの象徴の一つかもしれない。

■精神病と統合失調症：非常にまれであるが、重篤である。抗精神病薬が必要である。

認知と学習の困難

■注意欠陥／多動性障害（ADHD）：自閉症スペクトラム者のサブグループにはADHDが併存している。自閉症とアスペルガー症候群の他のサブグループは、これと反対のプロフィール（一つのことに長期間集中する優れた能力）を示す。

■知的障害：かつては、自閉症の75％に見られるといわれていたが、現在ではもっと低く25％程度にすぎないと考えられている。

医学的な症状

■神経炎と免疫不全：ぜんそくと湿疹を含む。

■胃腸障害（GI）：過敏性腸症候群は自閉症スペクトラム者の50％に見られる。

■てんかん：思春期になってからの遅発性のものもある。てんかんの存在は自閉症が神経発生的な症状であることの強い根拠となる。

■脆弱性X症候群：X染色体の異常な伸展によって起こる。自閉症者の4％に見られる。脆弱性X染色体精神遅滞タンパク質（FMRP）の欠乏に至り、ニューロンの制御不能の「形成」を引き起こす。

■結節性硬化症（TS）：体や脳に良性の結節が形成される。TSの50％は自閉症を発症する。逆に、自閉症の人の中でTSをもつ者はまれである。

■ジルドゥラ・トゥレット症候群：自閉症者の約10％は、トゥレット症候群の特徴である音声または運動チックをもっている。

■スミス・レムリ・オピッツ症候群：コレステロール合成の不全によって起こる遺伝子疾患である。この障害の子どもの約75％が自閉症を有する。

■ティモシー症候群：カルシウムチャンネルの情報伝達系の異常によって起こるまれな疾患であり、医学的な症状が併存する（たとえば幼児にとって致命的な心臓の異常：心電図上、著明なQT延長や心奇形）。ティモシー症候群の子どもの80％は自閉症を有する。このことから、自閉症のカルシウムチャンネル異常が新たな関心を集めている。

■デュシェンヌ型筋ジストロフィー：このX染色体劣性遺伝の退行性神経筋障害は、筋肉でジストロフィンタンパク質が減少することから発症する。時に自閉症を合併する。

要約すると、自閉症とアスペルガー症候群が生物学的な基盤をもつものであることは疑いがない。これらの症状に心理学と生物学を統合する試みがなされている。この根拠と介入方法については、この本の最終章で扱う。

Intervention, education, and treatment

第七章

介入、教育、治療

Key Points キーポイント

イギリスでの特別支援教育は、個人または家族へのサポートを行うものとしてとても重要である。毎年、新しい治療法が報道されているが、ほとんどは大げさな宣伝にすぎない。こういった新しい流行の治療法を試すことには、慎重になるべきである。というのは、こういったものは、経済的な面だけでなく、時間的にも精神的にも負担がかかるからである。もし、新聞やインターネットで自閉症やアスペルガー症候群のための新しい画期的な治療法や介入法を見つけたとしても、あわてて子どもにその治療を受けさせてはいけない。新しい治療法を試す前に、次のサイトを見て慎重に考えてほしい。

http://www.researchautism.net

介入方法の検討に当たっての留意事項

自閉症やアスペルガー症候群の人のために行われている、あるいは役立つといわれている介入方法は非常に膨大で、とまどうほど多種多様である。親やＡＳＤにかかわる人々には、これらのさまざまな介入方法についての実際の偏りのない情報や、効果があるかどうかの根拠を知るための情報源が必要である。それによって、どの介入方法がよいか情報に基づいた選択をすることができる。

幸いにも、非営利団体のリサーチ・オーティズム（Research Autism）は、インターネット上のウェブサイト（http://www. researchautism.net）で、主だった介入方法を一覧にし、それぞれについて評価する情報を提供している（「とてもよい」から「とても悪い」まで、段階的に評定している）。非常に悪い評価となってしまうのは、その介入方法に副作用があるか、あるいは危険さえ伴うことがわかっている場合である。残念ながら、そのような介入方法もいくつかは存在する。なかには、たんに商業的な理由だけで強く勧められているものもある。親やその他の人々は、その特別な介入方法（仮にXと呼ぼう）に、本当に効果があるかどうかを知っておくべきである。そのためには、介入方法Xと介入方法Yを、科学的に厳密な方法で系統立てて比較評価し、これらを検証していく必要がある。「よい」と評価を受けた介入方法は、こういった評価を通して何かしらの効果が確認されたものである。「とてもよい」と評定されたものは、効果が複数の研究によって明らかにされてきたものである。

科学的に厳密な評価とは何か。実は、「治験」のことである。「治験」とは、薬物療法では当然のことであるが、心理や教育の領域では、めったに行われていない。心理学的介入Xに効果があるのか、有害なのか（あるいはたんなる財産の浪費なのか）を知ることは、薬Xに効果があるのか、あるいは有害なのかを知ることと同様、重要なことである。

リサーチ・オーティズムのウェブサイトは、一般に知られている介入方法のリストを提供しているだけではない。もし、あなたが〝Advanced〟（さらに進む）をクリックすれば、こういった介入方法について評価した研究論文の一覧を見ることができる。関心があるようだったら、研究論文自体を読むことができる。これらは、通常ＰｕｂＭｅｄ（パブメド：http://www.ncbi.nlm.nih.gov/pubmed）のような医学データベースで検索できる。こういったデータベースでは、専門家による審査（査読）を通って学術雑誌に掲載された論文を一覧にしている。それは、親や支援者に対して、信頼できる評価を提供するだろう。というのは、コマーシャルとして「治療法Xをお試しください」と言っているものや、特に熱烈でカリスマ的な臨床家や研究者が「治療法Xを試しなさい」と言っているものとは、まったく異なるからだ。パブメドのデータベースにある論文は、査読を通った研究報告である。学術雑誌に掲載するための査読では、掲載する論文が、有意義で合理的に述べられているか、結論にいたるまでの論拠が適切に集められているかどうかを確認することが行われる。

研究者以外の人のためによくデザインされた「臨床研究（治験）」というものはどのようなものかを説明しよう。これらの視点に立ってみることで、あなた自身もある介入方法に根拠があるのかどうかを調べることができる。

- 自閉症またはアスペルガー症候群の人々は、治療法Xを受けるグループと治療法Yを受けるグループの二つにランダムに割り当てられていたか？
- 治療法Xと治療法Yを実施して効果を比較するまえに、あらかじめ、二つのグループの特徴を〝一致〟させてあるか？（年齢、IQ、社会的地位等）
- 統計分析を行うために、それぞれのグループは十分な人数（サンプルサイズ）であったか？（経験的に、最低限のサンプルサイズは、各群12人は必要である）
- 結果を分析する（2群を比較検討する）研究者は、参加者がどちらのグループであるのか〝わからない〟ようになっていたか？

■参加者には、研究者が予測している結果が〝わからない〟ようになっていたか?
■薬物療法の場合は、参加者は、どの治療法を受けているかが〝わからない〟ようになっていたか?(研究への参加者と研究者の両方が、誰がどちらのグループかわからないようになっている場合は、〝二重盲検〟という)ただ、心理学的介入、教育支援では、参加者は、どのような介入を受けているか知らないままでいることは難しいだろう。
■治療法Xのグループのほうが Y のグループのほうよりも改善が見られたことが、本当にその治療法の効果によってであると言えるのか?(参加者は、同時期に他の治療や支援を一切受けていなかったか? 何の効果による変化なのかを〝混乱なく説明できている必要がある〟)

こういった臨床研究は、かかる資金も高額であり、実行するには困難がつきまとう。例として、イルカセラピー(自閉症のために効果があるといわれてきた治療法の一つ)を受けた20人の子どもと、ソーシャルスキル・グループに通った20人の子ども(同一地域、たとえばカリフォルニア)を比較する3年間の資金提供を受けた研究を考えてみよう。比較のためには、二つの群の条件を確実に一致させる必要がある。そのためには、どちらの参加者も、研究のために子どもをカリフォルニアまで連れて来られるような家族でなければいけない。このことからもわかるように、このような研究を完璧に実行することは難しい。こういった理由から、ウェブサイト上にリストされている治療法や介入方法のすべてが、厳密な「臨床研究(治験)」を行っているわけではない。きちんとした治験を行うことは理想だが、必ずしも達成できるわけではない。

さまざまな介入方法

この章では、よく知られている介入法や治療法と教育方法のいくつかについて、簡潔に説明する。読者は、最新で総合的なリストとしてwww.researchautism.netのウェブサイトを参照されたい。この本は、あくまでも現時点での概要である。それに対して、ウェブサイトは新しい研究が発表されるたびに更新されているので、判断をする際には、そちらの情報を参考に使っていただきたい。

音楽療法

音楽療法の有効性については多くの報告がある。音楽自体が体系化されている(システムである)ことを考えれば、驚くことではない。第五章で、自閉症とアスペルガー症候群の子どもがシステマティックなものや高度に構造化された情報を好むことを述べた。加えて、自閉症やアスペルガー症候群の子どもの中には、実際に、音楽を分析したり、再現したり、創ったりすることに対して、非常に才能をもっていたり、直感的にこなせたりする者もいる。

有名な例として、イギリスの青年デレク・パラヴァチーニ(Derek Paravacini)がいる。彼は、古典的な自閉症である上に盲目であるという、非常に重い障害をもっている。彼が記憶を頼りに演奏するジャズのピアノ曲の膨大なレパートリーは、世界中の聴衆を驚かせた。彼は2006年9月、ケンブリッジのコンサートで、ブギウギの名手ジュールズ・ホランド(Jools Holland)とともに、即興演奏を行った(図7-1)この事実は、彼が音楽を通して、他者との相互作用や、初めてのものへの反応もできることを示した。彼は、生活自立はできず、自分の生活の管理はまったくできない。生活のためには完全介護と援助が必要である。しかし、音楽に関する技術や方法が、他の技能に比べてとびぬけているという点で、彼は間違いなく〝サヴァン〟である。

多くの自閉症やアスペルガー症候群の人たちは、このようなサヴァンの能力をもっているわけではない。しかし、彼らの多くは、たとえ1対1であったとしても、音楽の繰り返しを楽しむことができ、音楽が他者とともに活動する舞台となるかもしれない。もし、音楽セッションが対話形式の構成でデザインされていれば、それは、自閉症の人に他者とのやり取りを教える強力な手段となるだろう。おしゃべりやちょっとした会話というものは、始まりと終わりがはっきりしないため、自閉症やアスペルガー症候群の人にとって、難しいものである。しかし、音楽には、きちんとした決まりがあるために、たくさんの臨機応変な相互交渉をしないで済む。このようなことから、自閉症のための学校の多く

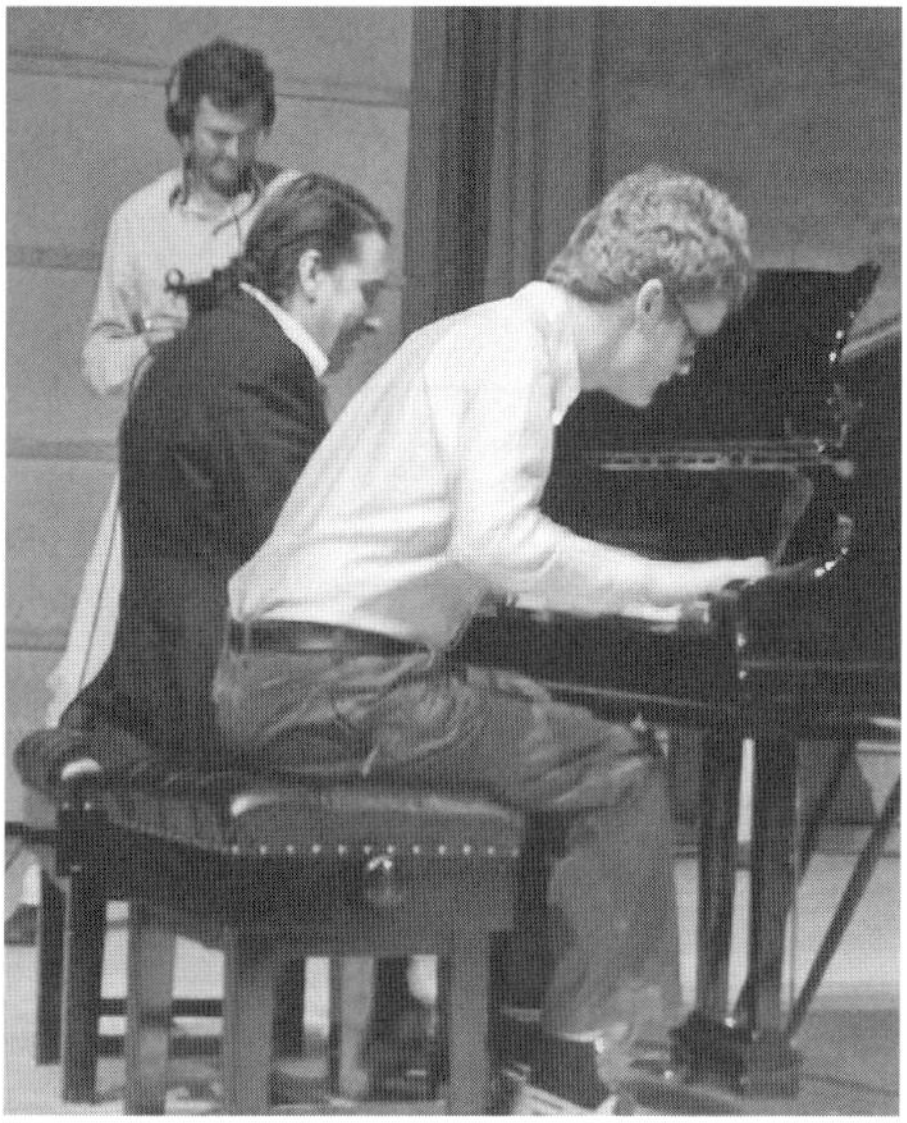

図7–1　2006年9月、ウェストロード・コンサートホールでのデレク・パラヴァチーニとジュールズ・ホランドとのデュエット（自閉症のためのケンブリッジ・コンサート）。

で、音楽療法を採用しているのである。

芸術療法

芸術療法は、現在、自閉症やアスペルガー症候群の子どものための学校で広く用いられている。多くの自閉症スペクトラム症状のある人々は、言語的なものよりも視覚的なもののほうを好む。したがって、芸術療法もまた、自閉症スペクトラム症状のある人にとって、強い領域を築き上げているといえる。自閉症の女性でコロラド州立大学の動物科学の准教授でもあるテンプル・グランディンは、その著書 *Thinking in Pictures*（『自閉症の才能開発』カニングハム久子訳、学習研究社、1997年）で、このような視覚を用いた思考方法（Visual Thinking）を強調している。芸術に関する技能は、高度にシステマティックな方法で習得するものである。自閉症の人の中には、何百回も繰り返し繰り返し製作にとり組むために、ついには、完璧にテクニックを身につけることができる者もいるのだ。

イタリアの自閉症の女性、リサ・ペリーニ（Lisa Perini）の例を見てみよう。彼女は、子どもの頃にはノートを図7-2のような繰り返しでいっぱいにした。大人になった今、彼女は鉛筆や筆を完全にコントロールできるようになり、図7-3に示すような作品を仕上げるまでになった。

そのほかに、イギリスのアスペルガー症候群の男性、ピーター・メイヤー（Peter Myers）は、強くシステム化された方法で彼の高度に緻密なイメージを作品として仕上げている。図7-4は、彼が創り出した錯視の作品で、図7-5は非常に緻密かつ計画的に細部から全体をまとめ

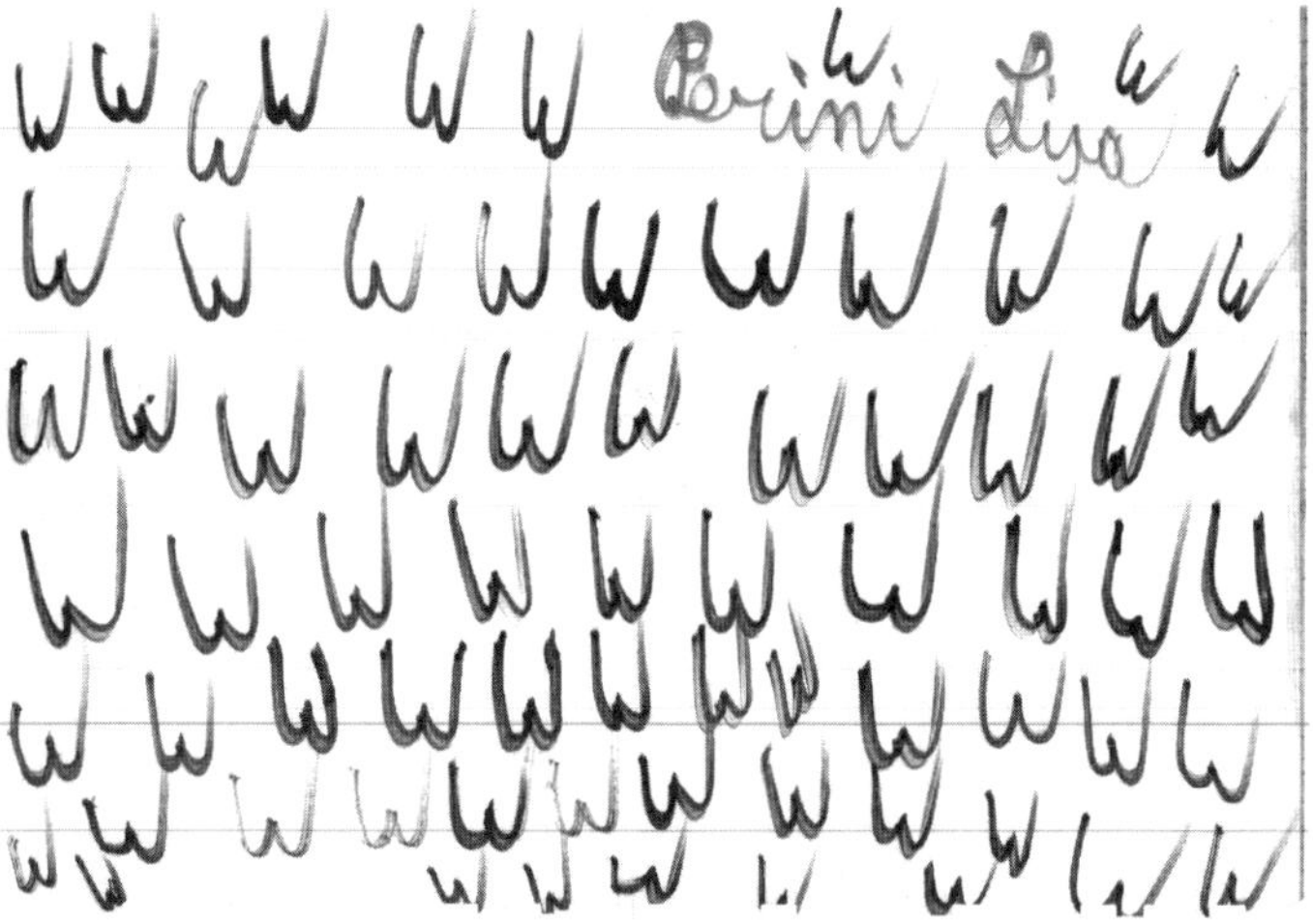

図7–2　子ども時代のリサ・ペリーニ（自閉症者）が作成した繰り返しパターン

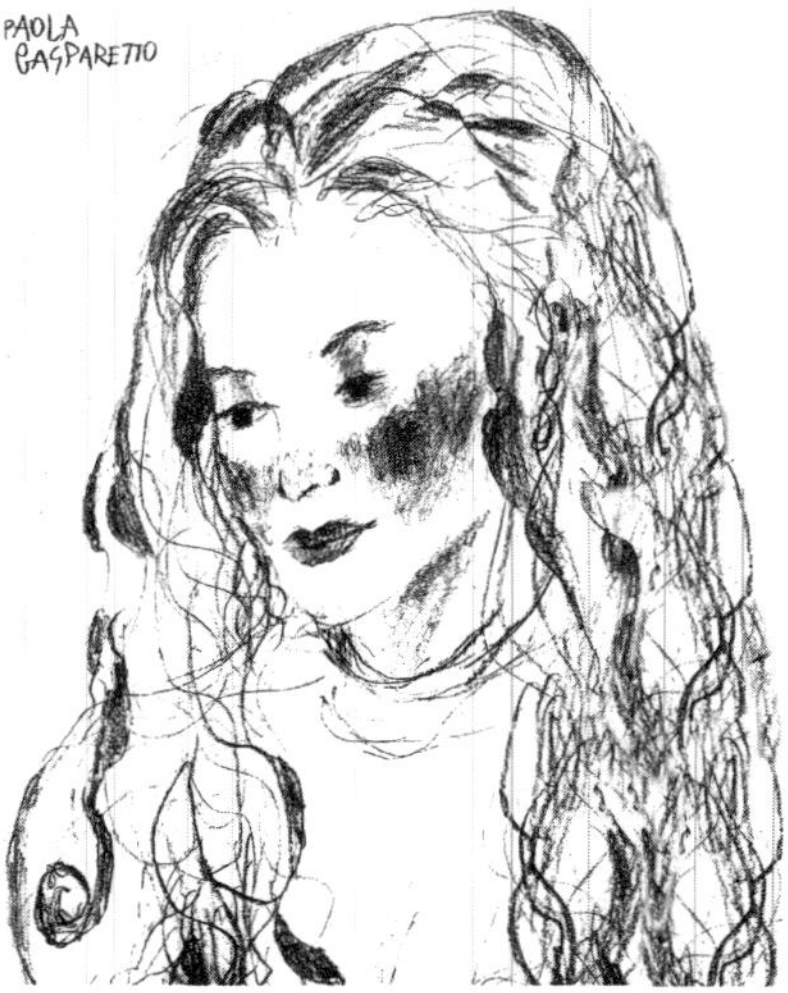

図7–3　大人になったイタリア人アーティストのリサ・ペリーニ（自閉症者）が描いた絵

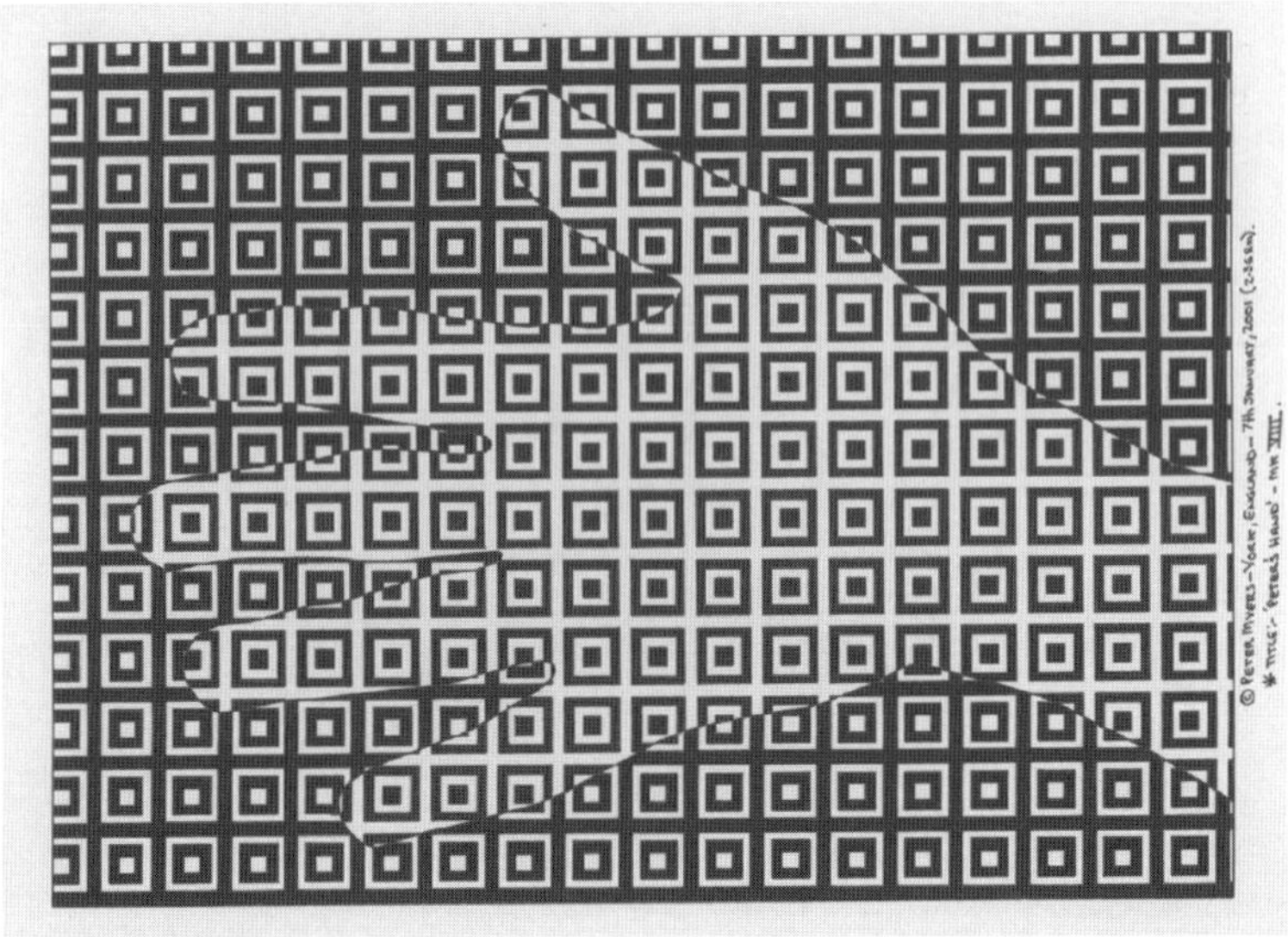

図7-4　ピーターの手 Mk Ⅷ（ピーター・メイヤー作）

上げた作品である。

ほかにも、自閉症サヴァンの人には、ビジュアルアーティストのスティーブン・ウィルシャー（Stephen Wiltshire：彼の本『都市』は、彼の強い設計的、技術的アプローチによる芸術を示している）とジル・トレイン（Gilles Trehin：*Urville*という名前の本で、きわめて詳細な設計と都市計画原理に基づいた仮想都市のデザインで、彼の想像力を示している）がいる。

自閉症やアスペルガー症候群の人々の大多数は、これほどの高いレベルのビジュアルアートの技能をもっているわけではないが、言語に頼らないで他者とかかわり、自尊感情を得る機会として、芸術療法を楽しむことができる。われわれは、そのことを知っておくべきだろう。

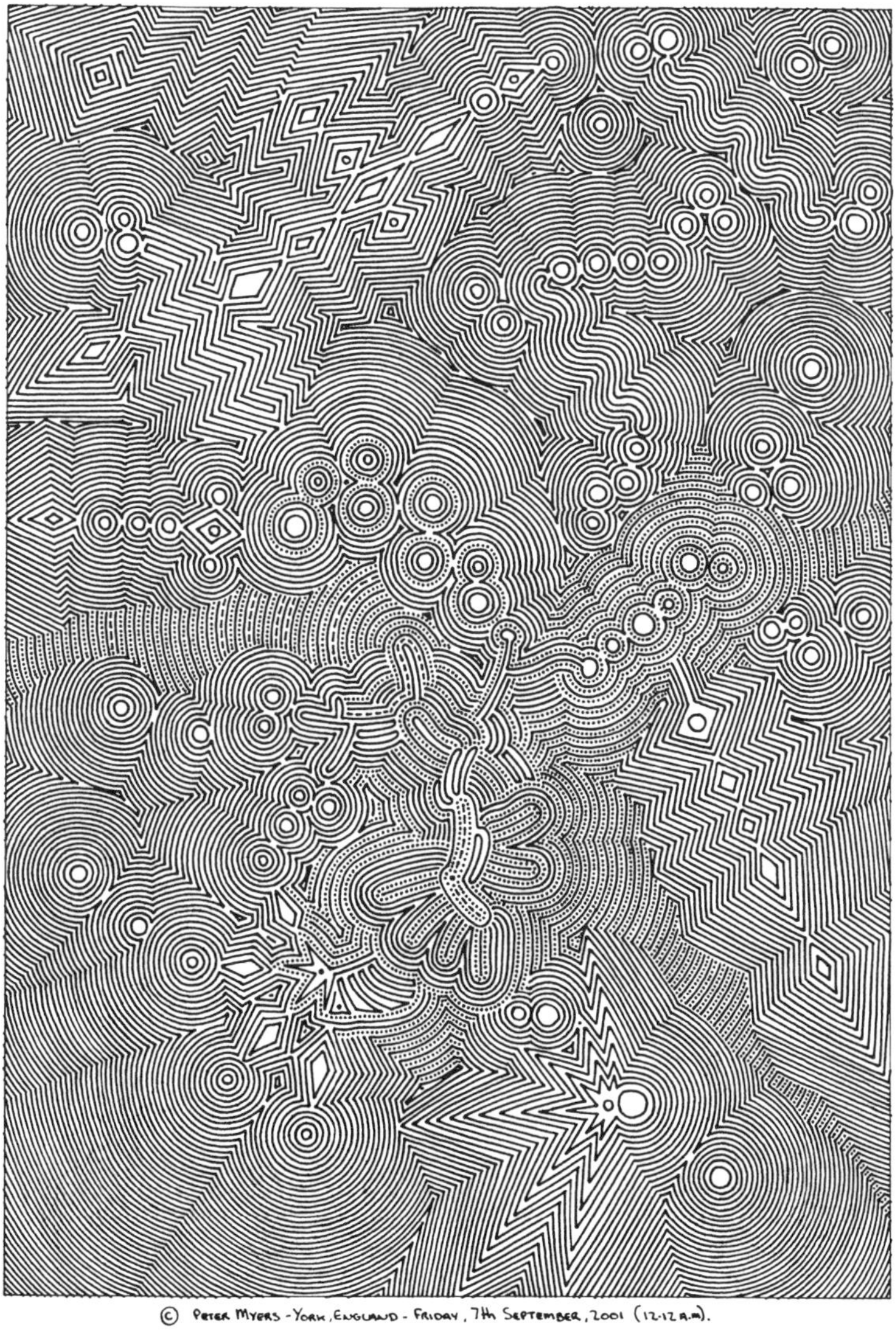

図7–5　サークルズ（ピーター・メイヤー作）

第七章

介入、教育、治療

言語療法

言語療法は、自閉症とアスペルガー症候群の子どもたちのための教育カリキュラムの、中心であると考えられている。その理由は、古典的自閉症では常に言語の遅れが見られるためである。言語療法の目的は、言語発達の遅れを小さくすることであろう。幼児期の言語レベル、5歳以前の言語の獲得は、予後を予測するために特に重要である。

スピーチセラピスト（Speech Therapist）（訳注1）は、基本的には、たんなる単語や言語技能だけではなく、共同注意（指さしや視線を追うこと）のようなソーシャルスキルに焦点をあてる。それは、共同注意はソーシャルスキル（マインドリーディングや心の理論を含む）やコミュニケーションの基礎となるからだ。共同注意の際には、子どもも大人も、目的に対する注意の焦点の共有を確立する。これは、会話のときに〝話題〟を共有することにも相当する。子どもがコミュニケーションの話題や目的を何も考えていないときは、言葉の指導にはあまり意味がない。スピーチセラピストは、子どもの語彙を増やすことだけでなく、どんな言葉の使い方をしているかにも焦点をあてるだろう。これは、子どもの語用論や、言葉の社会的使用を援助することにもなる。

このようなかかわりは、子どもが字義通りでない言葉（比喩や皮肉、冗談、象徴的な言語、いやみなど）を理解することの援助にもなるだろう。これらは、たんなる単語の意味だけではなく、話し手の意図（たとえば冗談の意味）までをも理解する能力であり、これも言語の領域である。自閉症やアスペルガー症候群の子どもは、高機能であっても、これらの把握に困難を示す。

訳注1　日本では「言語聴覚士」という資格がある。

あるアスペルガー症候群の女性（博士号保有者でもある）が、私に語ったところによると、彼女が、「人の話していることは常に文字通りの意味ではない」と理解したのは27歳のときだそうだ。このことは、彼女にとってとてもショックであり、彼女を極端に不安にさせた。突然、自分の言葉の理解に自信がもてなくなったのだ。それまでは、彼女は対象や出来事についての人々の言葉は正直で誠実なものだと思い込んでいたのだ。これは、驚くほど遅い時期の気づきである。定型発達であれば、4歳児で、すでに、だましや策略があることを察し、人々が言っていることと意味していることはまったく別のこともあり得ることを理解している。

子どもの話し言葉が、なかなか発達しない場合、一部のスピーチセラピストは、〝マカトン〟（450の中心的な概念を単純化した語彙を用いるサイン）を教える。または、サイン言語のような非言語的コミュニケーションシステムを使うことに、エネルギーを集中する。使いやすく評価がよい方法のひとつに〝PECS〟（Picture Exchange Communication System：絵カード交換式コミュニケーションシステム）がある。これは、子どもが自分の欲しい物や目的を伝えるために、絵カードを交換していくものである。このPECSは、とてもシステム化されているので、ルールがわかりやすく、うまくいくことが多い。

教育的サービス

自閉症スペクトラムの人にとって、教育は最も重要な介入方法である。これは、「低機能」の自閉症の子どもや自閉症のための特別な学校や学級に在籍する必要がある子ども、通常の個別の教育支援を受けているアスペルガー症候群の子どもの場合でも、共通して言えることである。高等教育に進んだ大人のアスペルガー症候群であっても、彼らの特別な教育的ニーズを把握して支援をするための、大学の障害支援担当部を必要としている。結局のところ、学校が違えば、教育哲学も違うものではあるが、自閉症の大人は日常生活の中でソーシャルスキルの教育を続ける必要がある。

生活療法と生活場面療法

生活療法のアプローチは、集団での身体活動に重きを置いている。ボストン東スクール（訳注1）は、この療法に取り組んでいる学校である。集団での構造化された身体活動は、非構造的な社会的状況（自由遊び）よりも社会化がやさしいという、自閉症とアスペルガー症候群についての見解はあるが、この療法は、何が重要なのかはっきりしない。

これに対して、生活場面療法はより広いアプローチである。その人のさまざまな毎日の活動を通して、支援する方法であり有効である。

早期集中行動療法

この治療方法は、報酬（rewards）を用いて適切なスキルを獲得させることに焦点を当てている（一人ひとりの子どもが報酬を得るために「働く（work）」という考えに基づいている）。

一つの例として、カリフォルニアに拠点を置く心理学者アイヴァー・ロヴァース（Iver Lovaas）によって評価されたＡＢＡ（Applied Behavioural Analysis：応用行動分析）がある。ロンドンのTreehouseと、ロサンジェルスのHelp Groupは、ＡＢＡを支持する著名な学校である。

訳注1　ボストン郊外にある武蔵野東学園の国際学級。

オリジナルのＡＢＡは、１９７０年代、行動理論または学習理論に基づき、報酬と同様に罰も用いていた。幸いなことに、罰の手段は、もはやこの指導方法では用いられていない。ＡＢＡは家庭でも学校と同様のことを行うように要求する。というのはＡＢＡの実践家は、一人の子どもに、週に40時間の指導が必要であるので、そのためには「24時間営業」でなければならないと信じているからだ。

週に40時間以下だった場合でも、効果があるのかどうかはわかっていない。しかし、ほとんどの研究は、このアプローチの効果を認めている。

TEACCH《ティーチ》（Treatment and Education of Autistic and Communication-Handicapped Children）

１９６６年にノースカロライナ大学のエリック・ショプラー（Eric Schopler）によって開発された。その名称は今では古い用語になってしまったが、その原則は今日でも重要である。ＴＥＡＣＣＨは、個別の指導プログラム、ソーシャルスキルトレーニング、構造化された指導法、般化の指導（自閉症とアスペルガー症候群の子どもにとって困難な領域）、そして認知行動療法（心理学の原理を自閉症に適用したもの）を強調している。自閉症の子どもへの構造化されたアプローチ方法、特にあいまいさのない非常に一貫したフォーマットで情報を提示することは、有効であると実証されている。

サン・ライズプログラム（オプションズ）（The Son-Rise Programme “options”）

この方法は、１９８０年代初期にニューヨークのバリーとサマリア・カウフマン夫妻（Barry

and Samahria Kauffman：ロウン（Raun）という自閉症の子供の両親）によって開発された。彼らの本と映像によってこの療法の成果を確認することができる。彼らは、サン・ライズを提供するアメリカ自閉症治療センターを設置した。これは、家庭を基本として、教師と子どもが1対1の関係で、子どもの先導に従っていく方法である。自閉症やアスペルガー症候群の子どもは、非構造的な社会集団は困難だが、1対1の関係なら作れるので、彼らにとって、とても有効な方法のように見える。彼らは、1対1の関係の中でさえ、統制されているものを好む。したがって、教師が子どもに従ってくれれば、不安を感じなくて済むだろう。さらに、自閉症やアスペルガー症候群の子どもを非自閉の世界に参加させようとするよりも、教師が自閉症の世界に参加するほうがやさしい。そのように、子どもを違ったものに育てようとするよりも、むしろその子らしく育つことを認めるのである。

この療法の批判の一つは、子どもを自閉症の世界によりこもらせることになるかもしれない、ということである。これに対して、一人の大人が信頼関係を築くことで、自閉症の子どもにとって、彼らが避けている社会というものについて学べるきっかけとなるだろう、と反論している。最終的に、大人は、自閉症の子どもの世界と「定型発達」の世界の通訳としての役割を果たすことができるだろうということである。まるで外国の文化に入っていく人類学者が、現地の「情報提供者」を信頼するかのように、自閉症の子どもは大人を信頼するかもしれないということである。ただし、この方法についての正式な評価はない。

ソーシャルスキルの指導とマインドリーディング

自閉症とアスペルガー症候群への教育的なアプローチの中心として、ソーシャルスキルの指導がある。自閉症やアスペルガー症候群の子どもが取り組みやすいロールプレイングやドラマセラピーを通して指導する人もいる。また、より教示的な指導法、つまり特定の社会的〝行動〟（アイコンタクトや他者に近づきすぎないこと、大声でしゃべらないことなど）や特定の社会的〝ルール〟（ほかの人のためにドアを開けておくこと、電話に誰も出ないときに、どれぐらいの回数鳴ったら受話器を取るべきか、プレゼントをもらったらどうあいさつするべきかなど）を教える人もいる。こういったアプローチはとても効果的であるに違いないのだが、あらゆる場合をカバーすることができないために、ソーシャルスキルの使い方が堅苦しいものになってしまうというリスクもある。「ソーシャルストーリー」は、キャロル・グレイ（Carol Gray）によって開発された方法である。これは、さまざまな場面で、子どもが社会的状況を予測できるように、日常生活でよく起こる社会的状況を提示し、社会的な台本（Social Script）を教えるものである。

ほかにも、マインドリーディングや「心の理論」の技能を向上させるために、〝心的状態〟（信念、考え、意図、欲求と感情）に焦点を当てるようなアプローチもある。これらには、さまざまなやり方がある。たとえば、他者の考えていることを明確にできるように、マンガの吹き出しを使うやり方や、他者の視点がわかるように、マネキンとポラロイド写真を使うやり方がある。これらの方法は、〝Teaching Children with Autism to Mind-read : A Practical Guide（１９９９、Wiley 社）に詳しく書かれている。これらの方法についての対照群を用いた研究では、自閉症の子どもにとって、行動に関連する心的状況に関する基本原理（たとえば、「見ることは知ることにつながる」、または「欲しい物を手に入れたとき、人は幸せを感じる」）や、もっと複雑な原理（たとえば、「人は、もし欲しいものが手に入ったら、と考えるだけでも幸せを感じる」など）を指導することは可能であるということが示されている。

マインドリーディングや感情の理解を教えるためのソフトウェア教材もある。『マインドリーディング』（*Mind Reading*）という名前のＤＶＤ（http://www.jkp.com/mindreading）は人の感情表現の電子事典である。これは、それぞれ6人の俳優の表情と声で演じられている、４１２のさまざまな感情を収めている。さらに、幼い子どもから大人までの適切な例を含んでいる。このソフトは、まるで外国語を学ぶのと同じように、とてもシステマティックな方法で、自閉症やアスペルガー症候群の人々が、強いシステム化の能力を利用して感情を学べるように構成されている。アスペルガー症候群の大人も子どもも、このＤＶＤを使うことで10週足らずの短時間で、感情認識について有意な改善を示した。そして、子どもの場合は、訓練を受けなかった群に比べて、より「般化」が見られた（図7-6）。

未就学の幼児に、同じような効果があるものは『ザ・トランスポーターズ』（*The Transporters*：乗り物）というアニメーションシリーズである。これは、子ども向けで、登場するキャラクターは乗り物であり、とてもシステマティックな方法で移動するのである（再度触れるが、非常に幼いときにさえ、システムに強い興味を示す自閉症とアスペルガー症候群の特性を利用する）。そして、このアニメーションの車両には、感情を表す顔がついているのである（www.transporters.tv）（図7-7、図7-8）。

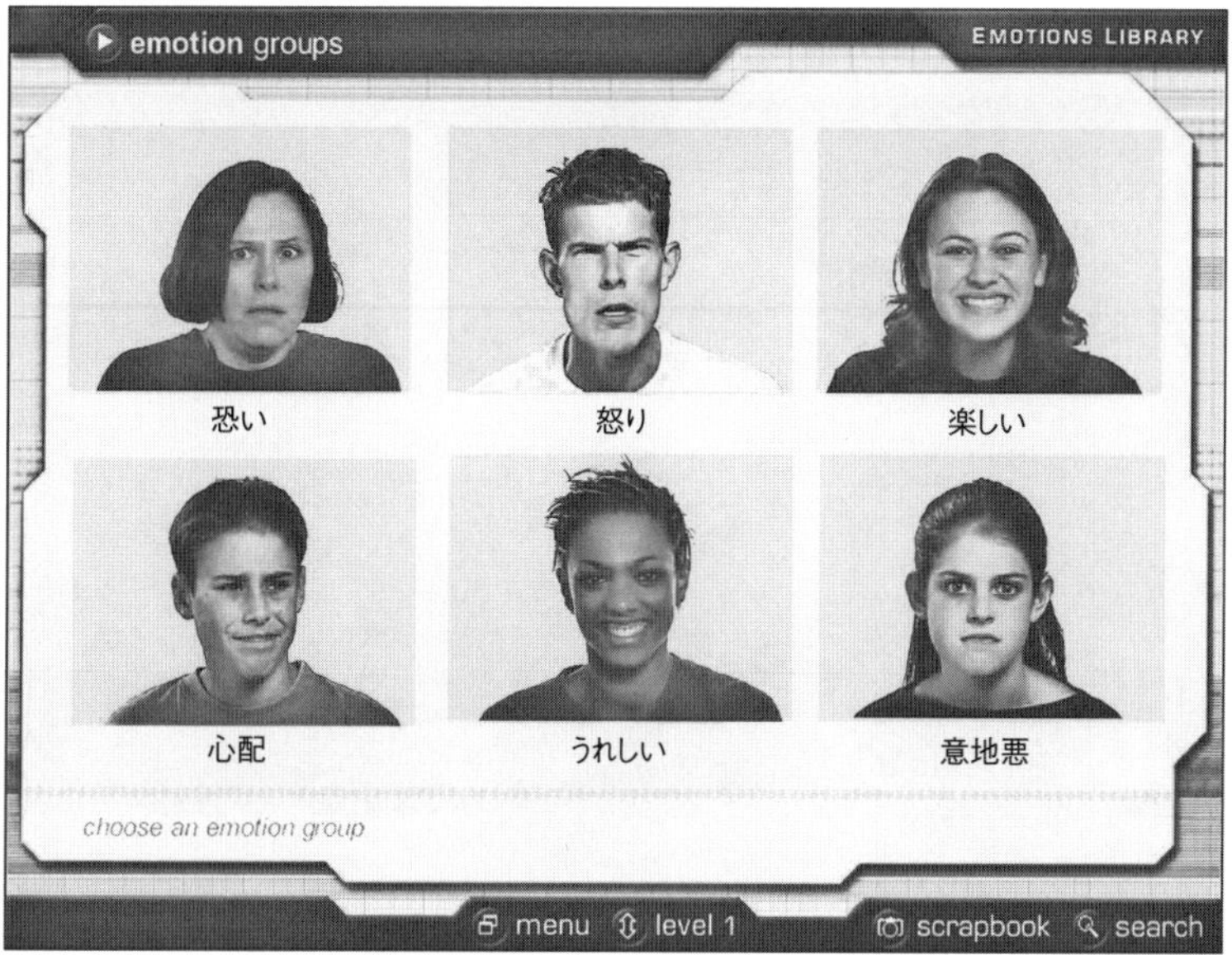

図7–6　マインドリーディング（DVD）の例

支援機関

就労支援

高機能の自閉症やアスペルガー症候群の成人が、仕事を見つけて継続するための就労支援機関の重要性は高くなってきている。たとえば、イギリスの国立自閉症協会は、プロスペクツ（Prospects：展望）という名称のアスペルガー症候群の成人のための就労支援機関を運営している。そこでは、初めにアスペルガー症候群の人の強いところをアセスメントし、履歴書の準備を手伝う。雇用者側に、従来の就職面接では伝わらないアスペルガー症候群の求職者の長所を説明する。アスペルガー症候群の人は、まったく忠実で、正直で、率直にものを言うだけでなく、さらに、高水準の詳細な作業を仕上げることができるし、作業が何百時間かかろうと気にしない、作業手順がどん

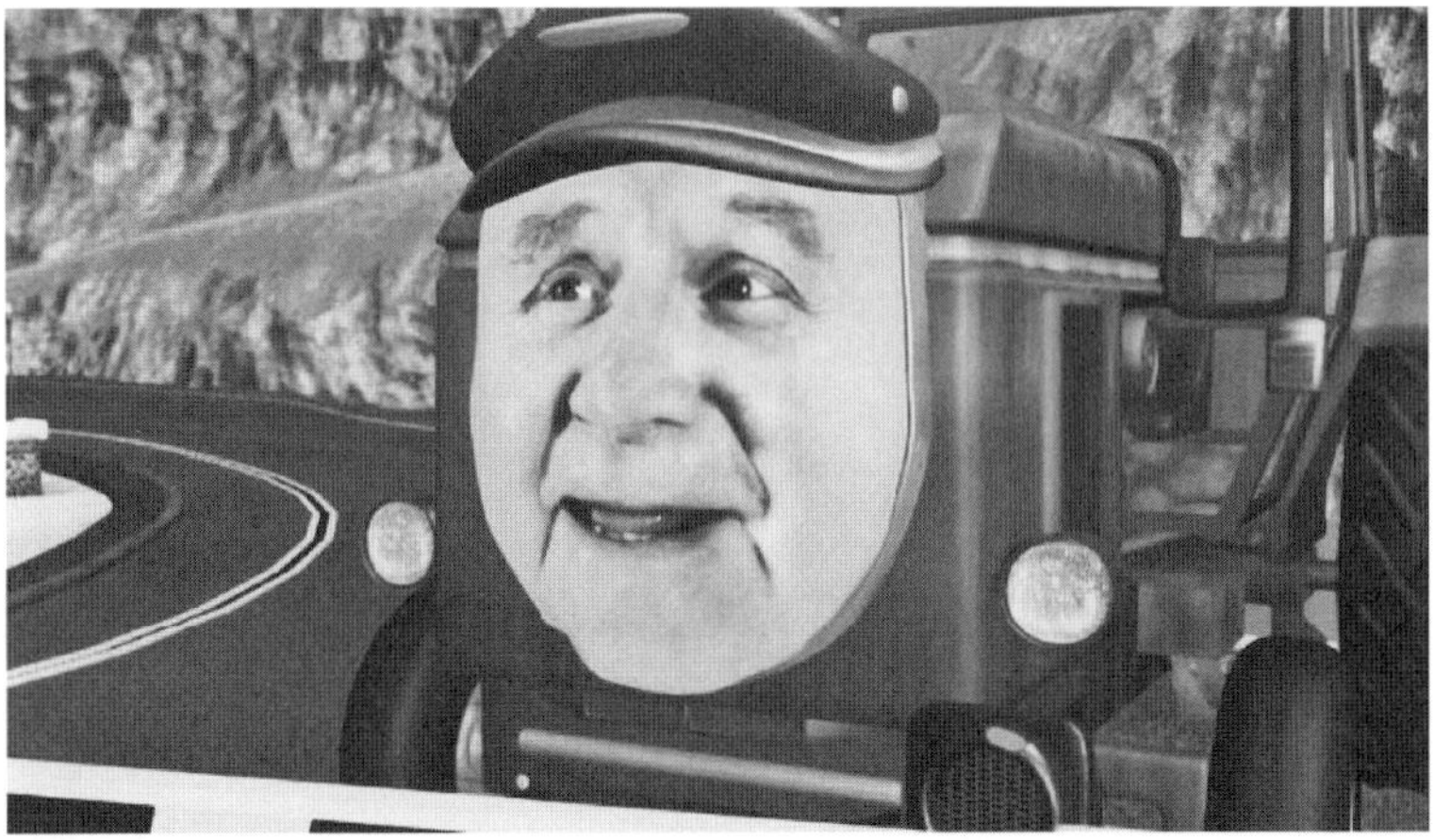

図7-7　バーニーの幸せな一日（The Transporters より）

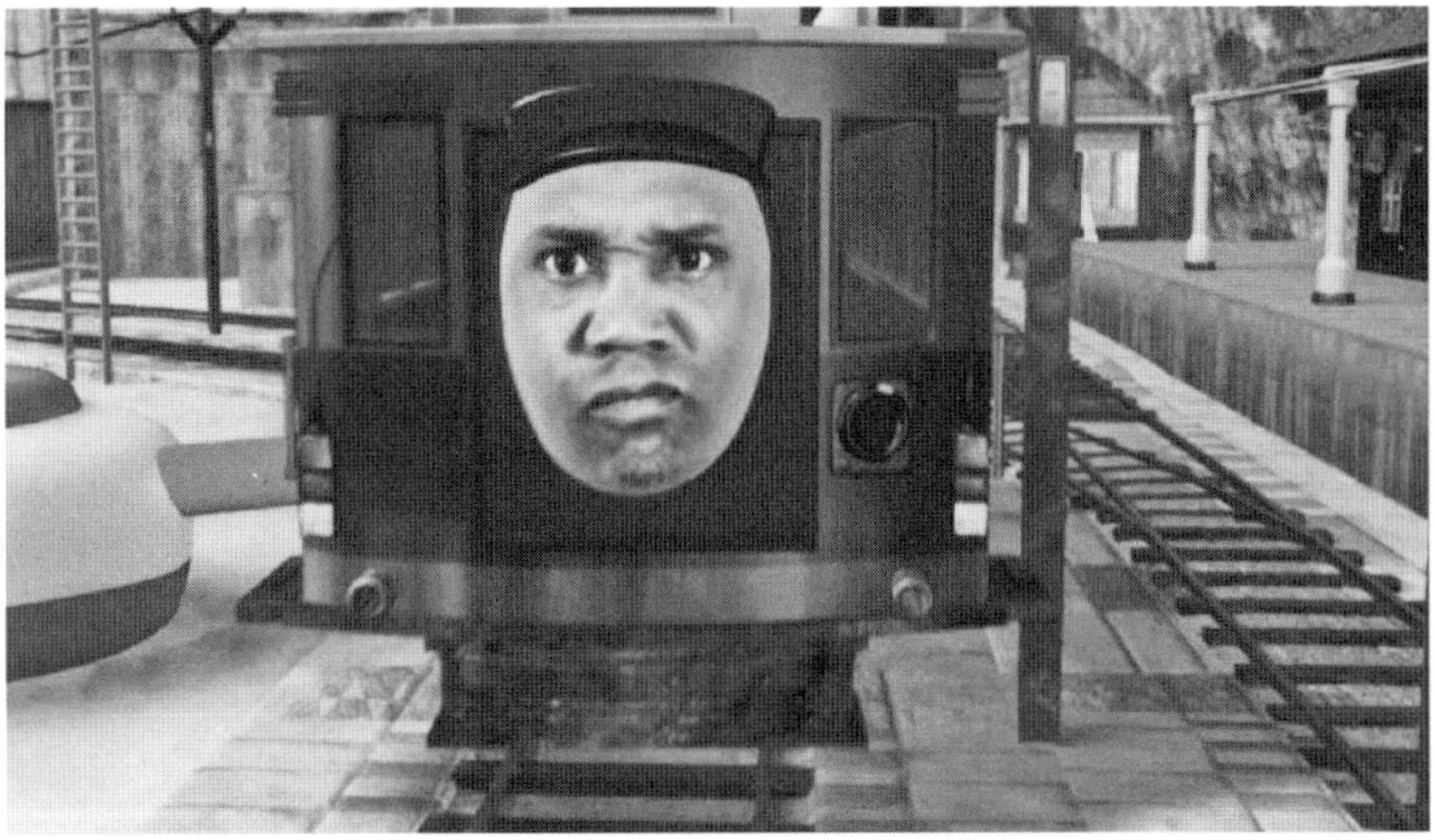

図7-8　チャーリーの不機嫌な一日（The Transporters より）

なに反復的で決まりきったものであっても気にしないでいられる場合があることが多い。定型発達の人にとっては〝省略〟したくなるような同じ手続きの繰り返し（システム化の重要な側面）は、アスペルガー症候群の人にとって、何かのアトラクションのようでさえあるのだ。

支援機関では、仕事をしているときに、社会性に関する要求が過剰にならないように、雇用者に対して支援を必要とするかもしれないこと、誤解が生じたり予測できないことが起こったりした場合、危機的な状況になるかもしれないこと、さらに、就労支援機関に戻って、危機を解決するための援助を受けることもできることを説明する。

仲間づくり、権利擁護、助言、ソーシャルサポート・グループ

自閉症やアスペルガー症候群の人々は、友人を作ることが困難である。仲間づくりの活動（Befriending Scheme）は、これを支援するための実践的な方法である。アスペルガー症候群の学生や就労者は、毎日の生活を通して、実践的な計画を立てることを支援してくれるよき助言者にめぐり会えるだろう。ソーシャルサポート・グループは、彼らにとって同じ診断のある仲間と出会う機会を提供してくれるかもしれない。それによって、孤独を感じないで済み、そして自分ひとりだけが対処方法を見つけるために奮闘しているわけではないことに気づくだろう。自閉症スペクトラムは、診断のある本人だけでなく、家族にも広く影響を及ぼすので、当事者グループだけでなく、そのほかにも、親、祖父母、兄弟姉妹、配偶者のサポートグループがある。

医学的治療法と食餌療法

医学的治療法

本質的に自閉症を治療する薬物療法は今のところ存在しない。自閉症やアスペルガー症候群のための医学的治療法は倫理的に議論の余地があることを記しておく必要があるだろう。というのは、自閉症のいくつかの側面は本人を苦しめることもあり、それを軽減することは有益であるが、一方で、自閉症のある側面はたんに情報処理の方法が異なるだけで、才能となる可能性もあるので、本人を虐げたり苦しめたりすることはないのである。

社会性やコミュニケーションの困難を治療する薬剤が開発されることは望ましいことである。自閉症の人が、もっと柔軟に物事に対処できるようになる薬剤が開発されることも、望ましいことである。しかし、細部への優れた知覚や強いシステム化の能力といった自閉症傾向を減少させる薬剤の開発は、望ましいこととは言えない。というのは、これらは、自閉症者にとって強い領域であるからだ。

SSRI（選択的セロトニン再取込み阻害剤、たとえばフルオキセチン「プロザック」）やモノアミンオキシダーゼ抑制剤（MAOIs）、三環系といった抗うつ剤を使うことで、反復行動の減少など、特定の特徴的な行動に効果があることが知られている。しかし、このような薬剤を子どもに使うことには懸念がある。なぜなら、副作用（たとえば興奮）のリスクがあるからだ。抗精神病薬（神経遮断薬として知られている、たとえばリスペリドン）は、自閉症やアスペルガー症候群の過敏性や多動性に対する治療として使用されるが、副作用（たとえば、体重増加、気分変動、眠気、血清プロラクチンレベルの上昇）も生じる。

食餌療法

•グルテン除去（グルテンフリー）、カゼイン除去（カゼインフリー）、イースト除去（イーストフリー）

カゼインは、牛乳やチーズに含まれるタンパク質である。グルテンは、穀類の一部、特に小麦や大麦、ライ麦などに含まれている。一部の人々は、自閉症やアスペルガー症候群の人は、これらのたんぱく質を適切に消化できず、アレルギーを起こすと指摘している。イースト除去の食餌療法は、胃腸障害のある自閉症やアスペルガー症候群の子どもや大人に役立つといわれている。自閉症では、これまでグルテンやカゼインやイースト除去の食餌療法が試みられてきたが、確実な治療法とは結論づけられなかった。この治療法を試した親が子どもの行動の改善を示したと、個人的な報告をしたこともあったが、同時に、症状の悪化を訴えた者もいた。重要な成分を除去することで、子どもにより大きな問題を生じさせることもあるので、このような食餌療法は慎重にモニターする必要がある。

ビタミンB_6のサプリメントは、自閉症にとって有益だと提案されたこともあったが、効果はさまざまであった。ビタミンB_6は投薬量が多くなると、夜尿（遺尿）と関係するマグネシウム欠乏症を起こす。ビタミンB_{15}（DMGまたはジメチル・グリシンともいう）もまた、アイコンタクトや話し言葉を改善すると言われてきたが、多動を引き起こすことも知られている。こういったビタミンのサプリメントは、医師の指導の下で慎重に行われるべきであり、自閉症やアスペルガー症候群の治療方法としては、効果は実証されていない。

恐ろしい話

何年もの間、さまざまな自閉症の治療法が、「奇跡の治療法」として報道されてきた。それらは効果がないことや、一部では有害でさえあったことが、明らかになっている。

■「セクレチン」は、食物の消化の際の消化管ホルモンである。1998年に、ある自閉症の少年がセクレチンを投与され、彼の両親はアイコンタクトや微笑みや社会性の改善を報告した。この治療を受けるために、非常に多くの家族が私費を投じた。少数には改善効果が認められたが、多くは効果が認められなかった。さらに副作用として発熱や便秘、吐き気などが生じた。

■「ファシリテイティッド・コミュニケーション」は、絵やシンボル、文字、単語を指し示すよう、または、コンピュータのキーボードを押すように、コミュニケーション・パートナーが身体的な援助を行うものである。重いコミュニケーション障害があったり言葉をもたなかったりする人が、流暢にファシリテイティッド・コミュニケーションを行えると主張する人がいた。系統的な実験によると、それが本人のものではなく、ファシリテイターによって行われたものであることが示された。1980年代から1990年代にかけて多くの家族が、これらの特別な機材を買うために莫大なお金を使った。ファシリテイティッド・コミュニケーションの際に、本人の直接の抗議であるかのような身体的虐待の申し立てさえあったが、実はこれらはファシリテイターによって作られたものだった。このような申し立ては、家族を引き裂くことさえある。

■「リュプリン／リュプロライド」は、男性ホルモンのテストステロンを減少させる薬である。この抗アンドロゲンが、思春期早発性の前立腺がんや性犯罪者の性衝動を減少させるためにのみ使われていたのにもかかわらず、父と息子の臨床医（M・ゲイアーとG・ゲイアー）が、自閉症の治療に使えると主張した。彼らの主張は、テストステロンを減少させることで中毒レベルになっている水銀などの重金属を体から排出する、というものだった。しかし、保護者のキャサリン・シーデルの詳細な批評によって、ゲイアーの論文は撤回された。リュプロライドには、性機能だけでなく睾丸の痛みや排尿痛などの、多くの副作用がある。自閉症に効果があるという根拠はまったくない。

■「キレート療法」も、自閉症に存在した水銀のレベルを下げるための医療的手段だが、問題がある。それは、腎臓と肝臓の障害を起こす可能性がある。また、自閉症のある人たちが第一に水銀の解毒を必要としているという根拠はどこにもない。この治療法は、やめるべきである。

自閉症の子どもの親や高機能自閉症またはアスペルガー症候群の大人の方は、年々現れる新しい治療法についても偏見をもたずにいるべきだが、慎重になる必要がある。現時点で言える最大のアドバイスは、新しい治療法に飛びつく前に、一連の研究結果がバランスよく出て、それにかかるコストや効果が明らかになるまで待つということである。

結語

ここで、この本を終えたい。読者のみなさんにとって、説明が十分でなかったところがあったとしたら、その点はお許しいただきたい。自閉症やアスペルガー症候群の人々は、まだ、社会で良好にサポートされているとは言えない。われわれは、理解と研究を両輪として長い間歩んできたが、まだ道半ばである。さらに、より大きな理解とより詳細な研究のために、多くの人々がともに努力を重ねてくれることを切に願って、ペンを置く。

巻末注

第一章

1-1（22ページ）図1-2は、古典的自閉症とアスペルガー症候群の相違点を視覚的に示したものである。二つの次元（IQと言語発達）で、両サブグループを位置づけた。0がちょうど平均であることを意味する。0から1標準偏差得点が上がれば、平均よりも上で、1標準偏差得点が下がれば、平均の下に位置する。図をみてみると、古典的自閉症は下半分に位置している。アスペルガー症候群は、右上の4分の1のところに位置する。ウイリアムズ症候群（IQが平均よりも低く、とてもおしゃべり好きである人たち）は、右上の4分の1のところに位置し、ちょうど、古典的自閉症の反対側となる。

1-2（23ページ）時には、特定不能の広汎性発達障害（PDD-NOS）といわれる場合がある。自閉症の概念に関しては、第二章で触れていく。

第五章

5-1（93ページ）自閉症の人たちには優しさや共感性が欠如していることを意味しているのではない。自閉症はサイコパス（精神病者）とは違う。まったく異なる種類の状態である。

5-2（96ページ）この比較は巧妙にできているものである。カメラは、目の前の出来事がなくなったのちでも、出来事を写真にとって残すことができるが、人の心は、目の前の出来事がなくなっても、信念として形づくり残すことができる。自閉症の人は、前者の処理（写真の内容を予測すること）はできるのだが、後者の処理（ひとの信念を予測すること）には困難を示すのである。このことは、共感化とシステム化の間にある違いを適切に示しているといえる。

第六章

6-1（120ページ）重度のネグレクト（虐待の一種）を受けてきた子どもたちへの研究が行われた。チャウシェスク政権崩壊後、救い出されたルーマニアの孤児たちのなかで標準以下の処遇を受けてきたケースがあった。その孤児たちは、施設では、ベッドに縛りつけられ、ぎりぎり生存できるだけの最低限のものしか与えられず、愛情深いケアなど、愛着を形成するための機会はほとんどなかった。この子どもたちに、自閉症の出現率が高かったのである。単純な結論は、ネグレクトが自閉症を引き起こす、というものだった。しかし、これらの子どもたちが里親家庭に引き取られたのちの追跡調査によると、ほとんどの子どもは、自閉的な特徴の著しい改善を示した。すなわち、ある範囲の回復を示したのである。極端なネグレクトによる〝疑似自閉症〟タイプ（自閉症に似ているもの）であったことを意味する。つまり、表面上は似ているが、まったく異なったものである。第2の複雑な要因として、実はその子どもたちの何人かは、最初から古典的自閉症を含む神経学的状態にあった可能性がある。障害があるために孤児院に放棄されたかもしれないのだ。したがって、この研究から、原因と結果の単純なモデルとして、安易に自閉症を説明することはできない。

6-2（131ページ）幅広い自閉症の表現型（The Broader Autism Phenotype：BAP）とは、自閉症の症状が若干みられるが、診断に至るくらいの程度までいかない人々のことである。私の同僚のサリー・フィールライト（Sally Wheelwright）の調査によって、自閉症の親やきょうだいのAQが26点であったことが最近明らかになった。

図版出典

Figure 2.2, Photo of Leo Kanner, MD is reproduced courtesy of Johns Hopkins Medical Institutions.

Figure 2.3, Photo of Bruno Bettelheim is reproduced courtesy of the Special Collections Research Center, University of Chicago Library.

Figure 2.4, Photo of Professor Niko Tinbergen is reproduced courtesy of the Tinbergen family.

Figure 2.7, Photo of Professor Hans Asperger is reproduced courtesy of Dr Maria Asperger Felder.

Figure 3.2 and **Figure 3.3** are reproduced from Baron-Cohen et al, 'The Autism-Spectrum Quotient (AQ): Evidence from Asperger Syndrome/High-Functioning Autism, Males and Females, Scientists and Mathematicians' (2001) from the *Journal of Autism and Developmental Disorders*, Vol 31, Issue 1, with permission from Springer Science and Business Media.

Figure 3.5 and **Figure 3.6** are reproduced courtesy of Professor Steven Pinker, Harvard University.

Table 5.1 and **Table 5.2** are reproduced courtesy of Professor Simon Baron-Cohen, Autism Research Centre.

Figure 5.1 is reproduced from T Shallice, 'Philosophical Transactions of the Royal Society of London. Series B, Biological Science (1934-1990)' (1985) Volume 298, Number 1089, pp.199-209, with permission from The Royal Society of London.

Figure 5.2 is reproduced with permission of Dr Stephen Karp.

Figure 5.3 is reproduced with permission of Mrs Evelyn Witkin, on behalf of the late Dr Herman A. Witkin.

Figure 5.4 is adapted from the Navon Test of Local-Global Perception.

Figure 5.5 is reproduced courtesy of Professor Simon Baron-Cohen, Cambridge University.

Figure 5.6 is reproduced from Baron-Cohen et al, 'Does the autistic child have a theory of mind?' (1985) from *Cognition*, Volume 21, Issue 1, pp.37-46, with permission of Elsevier.

Figure 5.7 is reproduced from Baron-Cohen et al, 'The "Reading the Mind in the Eyes" Test Revised Version: A Study with Normal Adults, and Adults with Asperger Syndrome or High-Functioning Autism' (2001) from the *Journal of Child Psychology and Psychiatry*, Vol 42, Issue 2, pp.241-251, with permission of Blackwell Publishing.

Figure 5.8 is adapted from the test reported in Baron-Cohen et al, 'Studies of the Theory of Mind: Are intuitive physics and intuitive psychology independent?' (2001) from the *Journal of Developmental and Learning Disorders*, Vol 5, Number 1, pp.47-80, with permission of the Interdisciplinary Council on Developmental and Learning Disorders.

Figure 5.9 is reproduced from Baron-Cohen et al, 'Studies of the Theory of Mind: Are intuitive physics and intuitive psychology independent?' (2001) from the *Journal of Developmental and Learning*

Disorders, Vol 5, Number 1, pp.47-80, with permission of the Interdisciplinary Council on Developmental and Learning Disorders.

Figure 5.10 is reproduced courtesy of Professor Simon Baron-Cohen, Autism Research Centre, Cambridge University.

Table 5.3 and **Figure 5.11** are reproduced from N Goldenfield, S Baron-Cohen, S Wheelwright, 'Empathizing and systemizing in males, females, and autism' (2005) from *Clinical Neuropsychiatry* 2; 338-345, with permission of Giovanni Fioriti, MD, Psychiatrist.

Figure 6.1 is provided with permission of the Magnetic Resonance and Image Analysis Research Centre (MARIARC), University of Liverpool, UK.

Figure 6.2 is adapted from an image supplied courtesy of Dr Chris Ashwin, Autism Research Centre, Cambridge University.

Figure 6.3 is reproduced from H Honda et al, 'No effect of MMR withdrawal on the incidence of autism: a total population study' (2005) from the *Journal of Child Psychology and Psychiatry*, Vol 26, Issue 6, pp.572-579 with permission of Blackwell Publishing.

Figure 7.1 is reproduced with kind permission of the photographer, Kate Baron.

Figure 7.2 and **Figure7.3** are reproduced with kind permission of Mrs. Anna Maria Perini, on behalf of Lisa Perini.

Figure 7.4 and **Figure 7.5** are reproduced from P Myers, S Baron-Cohen and Sally Wheelwright, 'An Exact Mind: An Artist with Asperger Syndrome' (2004), by permission of Jessica Kingsley Publishers.

Figure 7.6 is reproduced from S Baron-Cohen, O Golan, S Wheelwright, and J Hill, 'Mind Reading (DVD)' (2004), Jessica Kingsley Publishers, courtesy of the Autism Research Centre, Cambridge University.
http://www.jkp.com/mindreading

Figure 7.7 and **Figure 7.8** are reproduced from *The Transporters*, Department for Culture, Media and Sport. © Crown copyright material is reproduced with the permission of the Controller of HMSO and Queen's Printer for Scotland.
http://www.thetransporters.com

参考文献

Attwood, T, (2006) *Asperger Syndrome*. Jessica Kingsley Ltd.

Baron-Cohen, S, (2003) *The Essential Difference: Men, Women, and the Extreme Male Brain*.Penguin/Basic Books.

Baron-Cohen, S, (1995) *Mindblindness: An Essay on Autism and Theory of Mind*. MIT Press.

Frith, U, (2003) *Autism: Explaining the Enigma*. Blackwell.

Frith, U, (1991) *Autism and Asperger Syndrome*. Cambridge University Press.

Gillberg, C, & Coleman, M, (2000) *The Biology of the Autistic Syndromes* Cambridge University Press.

Happe, F, (1996) *Autism: An introduction to psychological theory*. UCL Press.

Wing, L, (2003) *The Autistic Spectrum*. Robinson Publishing.

訳者あとがき

今回、この本を翻訳するに当たり、これまでのわが国における自閉症スペクトラム臨床の歴史を改めて考えてみた。バロン＝コーエンが言うように、自閉症スペクトラムの理解が紆余曲折を経て今日に至っているのは、日本でも同様である。しかし、１９５３年に最初の症例報告があって以来、半世紀近くたって、自閉症スペクトラムについて知らない人がいないくらいになってきたとはいうものの、必ずしも適切な理解がなされているとはいえないのが、残念ながらわが国の実態ではないだろうか。

わが国においては、１９６９（昭和44）年に「通級制情緒障害学級」として自閉症教育が始まった。このころ自閉症は、母子関係の障害で、高い潜在能力を秘めているのだから、通常の学級に在籍して情緒の安定を図るための通級指導が適切であると考えられていた。研究者たちは、プレイセラピーの重要性を説いていた。しかし、実際に指導に当たっている教師たちの多くは、その実践のなかで、「情緒の安定」は大切であるが、それだけではこの子たちの成長・発達を保障することはできないことに気づいた。（「情緒障害児の指導――自閉児：東京都杉並区立堀内小学校情緒障害学級報告書」１９６９年、「個性的に生きる――自閉症児成長の道筋」全国情緒障害教育研究会編、日本文化科学社、１９９９年、１１１－１３０頁）。

初期の情緒障害学級にはトランポリンが置かれ、砂場と水遊びスペースが設置されていたが、次第にこれらは片づけられたりフタを閉められたりし、代わって、運動用のマット、巧技台、机と椅子が持ち込まれた。プレイセラピー用の遊具に代わって、教材として絵カードや生活時程表が用意された。登校してきた子どもたちは、小集団授業である朝の会でその日のスケジュールや学習内容を確認し、着席して教師の指示に従ったり友だちの行動に注意を向けたりする指導を受けるようになった。帰りの会では、1日の生活を振り返る生活表を記入したり発表したりして、学習内容の確認をした。

教師たちは、手探りの教育のなかで、この子どもたちにはなんらかの発達の遅れや偏りがあること、その指導のためには、知的障害教育や肢体不自由教育、聴覚障害教育などの知見とともに、高次脳機能障害者のリハビリテーションの知見が有効であることに気づき、導入していた。また、定型発達をした乳幼児の成長の筋道と自閉症といわれる子どもたちの成長の仕方の共通点と相違点にも注目し、発達早期からの困難に視点を当てて、保育や幼児教育の知見を学校教育に取り入れたり、理知的ではあるが共感性に欠けがちな性格特徴に即した保護者対応を工夫したりしてきた。脳研究や遺伝研究が進んだ今日では当たり前のことであるが、当時としては画期的なことといえよう。1975（昭和50）年前後には依然として母子関係の障害であり、発達的な障害ではないという主張は根強かったが、ほかにもさまざまな考え方や「新しい」治療技法が提案されていた。多額の費用や時間をかけて、「新しい」「効果的な」治療教育法に影響された親は少なくなかったが、バロン=コーエンがこの本の最後で忠告しているようなことは日本でも現実に起こっており、なかには残念な結果となった例もあると聞く。

自閉症概念が大きく変わり自閉症スペクトラムというとらえ方に発展し、今日注目を浴びているのは、「高機能」といわれる人たちである。優れた臨床家であるバロン＝コーエンは、高機能をＩＱ85以上（下限を1標準偏差以内とする）と考えたいと提案している。私たちも同様の考えをもっている。知的障害でないということと、発達の遅れの状態への対応を考えなくてもよいということは、まったく別の次元にある。教育や療育を進めていくに当たっては、総体的な知的発達のレベルや偏りの特徴を的確に把握することが重要である。同年齢の標準から1標準偏差以上左よりの隔たり（遅れがちを意味する）のある子どもたちは、定型発達をした子どもたちとのさまざまな面で大きな発達差があり、年齢とともにそれは広がっていく傾向がある。ましてや、わが国の一斉指導を主とした教育形態では、個別的な配慮や個別支援だけでは十分にその子どもの成長・発達を保証することは困難であるといわざるを得ない。

教育の世界では、知的障害を伴わない発達障害の存在が認められるようになり、特殊教育から特別支援教育への転換が図られている。書店に行けば、発達障害に関するたくさんの本が平積みされている。アスペルガー症候群に関する本がベストセラーになることなど、以前には考えられなかったことである。この新しい流れが、本当に子どもたちのために役立つものになっているか、われわれ子どもたちの支援にかかわる者たちは、謙虚に、そして真摯に、自らに問い続けるべきだろう。

私たちが願うことは、おそらく、保護者や実践家、臨床家すべてに共通して、この子たちが、本来もっている力を十二分に発揮して生きていく力を育てたい、正しい理解のもとに受け入れられる社会をつくりたいということであろう。知識だけでなく、現実にこの子たちと長くかかわっていくなかで得られた経験知と科学的な知識を統合したときに、本当に大切な心理、教育的介入や指導、社会的支援がみえてくるのではないだろうか。この本はまさに、長い臨床経験と研究歴を有するバロン＝コーエンだからこそ、理論の整理、羅列だけに終わらない、実践的、実用的なものに仕上がったものと考えている。

初心者向き、保護者向きの入門書という断りがあるが、本書で取り上げられている内容は、決して簡単なものではない。バロン＝コーエンは、この本を書いているときに、実際の自閉症スペクトラム児・者を目の前に浮かべながら、自閉症スペクトラム研究の知見と臨床をもとに、科学的な根拠を示すべく、作業を進めていたのではないだろうか。とはいえ、内容的には専門的でレベルの高いものであっても、わかりやすい言葉で書かれている。読み手が、実際に子どもたちの姿を思い浮かべながら、あるいは自分の経験と結びつけながら読み進むことによって、内容理解はさらに容易になっていくだろう。この本を読み進む際には、ぜひ、これまでに自分が出会った自閉症スペクトラムの子どもたち、大人たち、そして、自分が日々実践していることと重ね合わせてみてほしい。そうすることで、本当に役に立つ理論書を提示したいと考えてこの本を書いたバロン＝コーエンに、一歩近づけるのではないだろうか。

最後になりましたが、翻訳に当たり、未熟な私たちにていねいに付き合い、医学的な視点から助言をしてくださった福島大学大学院教授である内山登紀夫先生に、心から感謝申し上げます。また、出版に当たって、中央法規出版の國保昌氏には、きめ細かい対応をしていただき、大変お世話になりました。ありがとうございました。

２０１１年７月吉日

翻訳者代表　水野　薫

補遺 自閉症スペクトラム指数(AQ)日本語版

このAQは、読者自身(個人)の自閉症スペクトラムの傾向を理解するために使用することが認められているものですが、これを他の人を評価したり診断目的で使用することは禁じられています。自己理解以外の目的で使用したい場合には、事前に出版社等に許可を求めてください。

		あてはまる	どちらかといえばあてはまる	どちらかといえばあてはまらない(ちがう)	あてはまらない(ちがう)
1.	何かをするときには、一人でするよりも他の人といっしょにすることを好む。	1	2	3	4
2.	同じことや、同じやりかたを、何度もくりかえすことが好きだ。	1	2	3	4
3.	何かを想像しようとするとき、その映像(イメージ)を簡単に思い浮かべることができる。	1	2	3	4
4.	一つのことに夢中になって、他のことがぜんぜん目に入らなくなる(気がつかなくなる)ことがよくある。	1	2	3	4
5.	他の人は気がつかないような、小さな物音に気がつくことがしばしばある。	1	2	3	4
6.	車のナンバーや時刻表の数字などといった一連の数字のような特に意味のない情報に注目する(こだわる)ことがよくある。	1	2	3	4
7.	自分ではていねいに話したつもりでも、話し方が失礼だと周囲の人から言われることがよくある。	1	2	3	4
8.	小説(物語)などを読んでいるとき、登場人物がどのような人か(外見など)について簡単に想像することができる。	1	2	3	4
9.	日付・曜日などについてのこだわりがある。	1	2	3	4
10.	パーティーや会合などで、いろいろな(複数の)人の会話についていくことが簡単にできる。	1	2	3	4
11.	自分がおかれている社会的な状況(その場での自分の立場)がすぐにわかる。	1	2	3	4

12. 他の人は気がつかないような細かいことに、すぐに気づくことが多い。　1 —— 2 —— 3 —— 4

13. パーティーなどよりも、図書館に行く方が好きだ。　1 —— 2 —— 3 —— 4

14. 新しい話（ストーリー）を、すぐにつくることができる。　1 —— 2 —— 3 —— 4

15. モノよりも人間の方に魅力を感じる。　1 —— 2 —— 3 —— 4

16. それをすることができないとひどく混乱（あるいは興奮）してしまうくらい強い興味や関心を持っていること（もの）がある。　1 —— 2 —— 3 —— 4

17. 他の人と、雑談などのような、ちょっとした会話（おしゃべり）を楽しむことができる。　1 —— 2 —— 3 —— 4

18. 自分が話をしているときには、なかなか他の人に横から口をはさませない。　1 —— 2 —— 3 —— 4

19. 数字（番号）に対するこだわりがある。　1 —— 2 —— 3 —— 4

20. 小説などを読んだり、テレビドラマなどを観ているとき、登場人物の意図や考えなどをよく理解できないことがある。　1 —— 2 —— 3 —— 4

21. 小説などのようなフィクションの本を読むことは、あまり好きではない。　1 —— 2 —— 3 —— 4

22. 新しい友人を作ることは、苦手である。　1 —— 2 —— 3 —— 4

23. いつでも、ものごとの中に何らかのパターン（型や決まりなど）のようなものがあることに気づく。　1 —— 2 —— 3 —— 4

24. 博物館に行くよりも、劇場や映画館に行く方が好きだ。　1 —— 2 —— 3 —— 4

25. 自分のいつもの日課（行動の順序など）が妨害されても、混乱するようなことはない。　1 —— 2 —— 3 —— 4

26. 会話をどのように続けたらいいのか、わからなくなってしまうことがよくある。　1 —— 2 —— 3 —— 4

27. 誰かと話をしているときに、相手の話の‘言外の意味’を容易に理解することができる。　1 —— 2 —— 3 —— 4

28. ものごとの細かいところよりも、全体像に注意が向くことが多い。　1 —— 2 —— 3 —— 4

29. 電話番号をおぼえるのは苦手である。 1—— 2—— 3—— 4

30. 状況(部屋の様子やものの置き場所など)や人間の外見(服装や髪型)などが、いつもとちょっと違っているくらいでは、すぐには気がつかないことが多い。 1—— 2—— 3—— 4

31. 自分の話を聞いている相手が退屈しているときには、どのように話をすればいいのかわかっている。 1—— 2—— 3—— 4

32. 同時に二つ以上のことをするのは、容易である。 1—— 2—— 3—— 4

33. 電話で話をしているとき、自分が話をするタイミングがわからないことがある。 1—— 2—— 3—— 4

34. 自分から進んで(自発的に)何かをすることは楽しい。 1—— 2—— 3—— 4

35. 冗談がわからないことがよくある。 1—— 2—— 3—— 4

36. 相手の顔を見れば、その人が考えていることや感じていることがわかる。 1—— 2—— 3—— 4

37. 何かをしているときに、じゃまが入っても、すぐにそれまでやっていたことに戻ることができる。 1—— 2—— 3—— 4

38. 雑談や、ちょっとしたおしゃべりを人とすることが得意だ。 1—— 2—— 3—— 4

39. 同じことを何度も繰り返していると、周囲の人によく言われる。 1—— 2—— 3—— 4

40. 子どものころ、友達といっしょに「○○ごっこ」(ごっこ遊び)をよくして遊んでいた。 1—— 2—— 3—— 4

41. 特定の種類(カテゴリー)のもの(たとえば、車、鳥、昆虫など)についての情報を集めることが好きだ。 1—— 2—— 3—— 4

42. あること(もの)を、他の人がどのように感じているかを想像することは苦手だ。 1—— 2—— 3—— 4

43. 自分がすることは、どんなことでも注意深く計画するのが好きだ。 1—— 2—— 3—— 4

44. 社交的な(人と親しく交わる)場面は楽しい。 1—— 2—— 3—— 4

45. 他の人の考え(意図など)を理解することは苦手だ。 1—— 2—— 3—— 4

46. 新しい場面(状況)では不安を感じやすい。 1—— 2—— 3—— 4

47. 初対面の人と会うことは楽しい。 1 —— 2 —— 3 —— 4

48. 社交的である。 1 —— 2 —— 3 —— 4

49. 家族や友人などの誕生日をおぼえるのは苦手だ。 1 —— 2 —— 3 —— 4

50. 子どもと「ごっこ遊び」をして遊ぶのがとても得意だ。 1 —— 2 —— 3 —— 4

採点方法

項目 2,4,5,6,7,9,12,13,16,18,19,20,21,22,23,26,33,35,39,41,42,43,45,46 は、1か2に○をつけた場合に1点、残りの項目は3か4に○をつけた場合に1点として集計する。

AQスコアの解釈[訳注]

0 -10	低い
11-22	平均（ほとんどの女性は15点前後。ほとんどの男性は17点前後）
23-31	平均以上
32-50	とても高い（アスペルガー症候群、高機能自閉症の人のほとんどは35点前後）
50	最高点

訳注＝ 若林・東條ら（2004）では日本での標準化に際し33点以上を自閉症傾向の目安としている。
（参考文献 若林明雄, 東條吉邦, Baron-Cohen, S., Wheelwright, S.,（2004）自閉症スペクトラム指数（AQ）日本語版の標準化——高機能臨床群と健常成人による検討, 心理学研究, 第75巻第1号, pp.78-84.）

索引

く

け

こ

さ

し

た

ち

て

す

せ

そ

み

も

や

よ

り

れ

ろ

[著者]
サイモン・バロン=コーエン
ケンブリッジ大学発達精神病理学教授、同大学自閉症研究センター所長。
自閉症に関する心理学研究の権威の一人で、これまでに「心の理論仮説」や「共感化―システム化仮説」などを提唱し、世界的に大きな影響を与えている。
邦訳された著書に『自閉症とマインドブラインドネス』（青土社）、『共感する女脳、システム化する男脳』（ＮＨＫ出版）がある。

[訳者]
水野薫（みずの・かおる）第一章・第二章・第五章
Space Zero PDD 心理・教育研究所所長
ながやまメンタルクリニック、むさしの小児発達クリニック臨床心理士
東京学芸大学大学院教育学研究科修士課程修了　修士（教育学）
臨床心理士、特別支援教育士スーパーバイザー、K-ABC 初級・中級講師
東京都公立小学校教諭、東京都教育委員会指導主事、福島大学大学院教授を経て現職
研究分野：広汎性発達障害の認知、発達検査理論

鳥居深雪（とりい・みゆき）第六章・第七章
神戸大学大学院人間発達環境学研究科教授
千葉大学大学院教育学研究科修士課程修了　修士（教育学）
千葉大学大学院医学薬学府博士課程後期修了　博士（医学）
学校心理士、特別支援教育士スーパーバイザー
千葉県公立小学校教諭、特別支援学校教諭、千葉県総合教育センター指導主事、植草学園大学准教授を経て現職
研究分野：発達障害臨床学、発達につまずきのある子どもの脳機能

岡田智（おかだ・さとし）第三章・第四章
共立女子大学家政学部児童学科 専任講師
ながやまメンタルクリニック臨床心理士
東京学芸大学連合大学院博士課程修了　博士（教育学）
臨床心理士、特別支援教育士スーパーバイザー、学校心理士
東京都公立教育相談所相談員を経て現職
研究分野：発達障害の心理アセスメント、ソーシャルスキルトレーニング

自閉症スペクトラム入門
脳・心理から教育・治療までの最新知識

二〇一一年九月一日　初版発行
二〇二三年二月一日　初版第五刷発行

著者　サイモン・バロン=コーエン
訳者　水野薫・鳥居深雪・岡田智
発行者　荘村明彦
発行所　中央法規出版株式会社
〒一一〇-〇〇一六　東京都台東区台東三-二九-一　中央法規ビル
TEL〇三-六三八七-三一九六
https://www.chuohoki.co.jp/

デザイン　高木達樹（しまうまデザイン）
印刷・製本　株式会社アルキャスト

ISBN978-4-8058-3523-4
定価はカバーに表示してあります。

落丁本・乱丁本はお取り替えいたします。
本書の内容に関するご質問については、左記URLから「お問い合わせフォーム」にご入力いただきますようお願いいたします。
https://www.chuohoki.co.jp/contact/